Kognitive Verhaltenstherapie

Wie wir durch Kognitive Verhaltenstherapie unser Selbstwertgefühl stärken und positives Denken lernen - Zwangsgedanken loswerden und Gelassenheit lernen

Autor: Felix Amhoff

INHALT

„Mehr als alles andere achte auf deine Gedanken und Gefühle, denn sie entscheiden über dein Leben.“

- Sprichwörter 4,23 -

Das erwartet Sie in diesem Buch

Die Kognitive Verhaltenstherapie stellt einen der facettenreichsten und bezüglich ihrer möglichen Anwendungsgebiete vielseitigsten psychotherapeutischen Ansatz unserer Zeit dar. Es gibt jedoch nicht nur *die eine* Kognitive Verhaltenstherapie, sondern eine Vielzahl unterschiedlicher Verfahren, Techniken, Strategien und Methoden, die sich unter dem Dach der Verhaltenstherapie vereinen. Die Wirksamkeit und Effektivität kognitiv-verhaltenstherapeutischer Interventionen wurden bereits in zahlreichen Studien untersucht und nachgewiesen. Die meist sehr konkret formulierten Therapieziele werden in der Regel erreicht und wirken besonders nachhaltig, d. h. auch nach Abschluss einer Therapie erleben nur wenige Patienten erneute Rückfälle in ihre alten Problematiken und Störungen. Insbesondere bei der Behandlung von Depressionen und Panikstörungen gilt die Kognitive Verhaltenstherapie als äußerst erfolgversprechend und effektiv. Eines der wichtigsten Elemente der Kognitiven Verhaltenstherapie als rein verhaltensorientiertem und auf objektiven Beobachtungen basierendem Verfahren ist ihr wissenschaftliches und empirisches Vorgehen, welches unter anderem dadurch gewährleistet wird, dass z. B. Therapieerfolge messbar gemacht und Veränderungen bzw. Fortschritte im Verhalten des Patienten dokumentiert werden. Zudem werden stets aktuelle wissenschaftliche Erkenntnisse in den verhaltenstherapeutischen Diskurs miteinbezogen, ebenso wie neue Forschungsergebnisse aus der Biologie, der Psychologie und der Medizin.

In diesem Buch werden wir die theoretische Basis und die Grundannahmen der Kognitiven Verhaltenstherapie sowie deren Entstehung und Geschichte und ihre über Jahrzehnte andauernde und bis heute noch nicht abgeschlossene Entwicklung skizzieren. Wir werden die vielen verschiedenen verhaltenstherapeutischen Methoden und Techniken kennenlernen und erfahren, in welchen Bereichen - d. h. zur Behandlung welcher Störungen oder Erkrankungen - sie jeweils angewendet werden. Es wird immer wieder auf die Unterschiede zwischen der Kognitiven Verhaltenstherapie und anderen psychotherapeutischen Verfahren hingewiesen, hierbei insbesondere auf die Unterschiede zur Tiefenpsychologie, die einen völlig gegensätzlichen Ansatz vertritt als die Verhaltenstherapie. Wir werden erfahren, wie und wo die Kognitive Verhaltenstherapie ansetzt, wie genau sie wirkt und was ein Patient im Laufe einer verhaltenstherapeutischen Behandlung alles lernt und verinnerlicht, was sich im Idealfall innerlich (in seiner Gedanken- und Gefühlswelt) und was sich nach außen hin sichtbar (z. B. Verhaltensweisen und Reaktionen) bei ihm verändert.

Was ist Verhaltenstherapie?

Der allgemeine Begriff der Verhaltenstherapie bezeichnet ein sehr umfangreiches Spektrum von Methoden und Verfahren im Fachgebiet der Psychotherapie. Sie entstand ursprünglich aus der Schule des Behaviorismus, der für die Psychologie des 20. Jahrhunderts prägend war und wurde als Gegenbewegung zur Freud'schen Psychoanalyse entwickelt. Denn während letztere sich vor allem mit Deutungen und Interpretationen zur Erklärung unbewusster seelischer Prozesse und Konflikte beschäftigt, konzentriert sich die behavioristische Psychologie primär auf die objektive Untersuchung von beobachtbarem und messbarem menschlichem Verhalten. Wissenschaftliches und empirisches Vorgehen spielen dabei eine zentrale Rolle; so sollen etwa Therapieerfolge objektiv nachvollziehbar gemacht werden, indem möglichst alle Veränderungen im Verhalten des Patienten zur Kenntnis genommen und dokumentiert werden. Auch aktuelle wissenschaftliche Erkenntnisse und relevante Forschungsergebnisse aus der Biologie, der Medizin sowie der Psychologie und Psychiatrie werden in der Weiterentwicklung der Verhaltenstherapie stets miteinbezogen.

Trotz zahlreicher und teilweise gravierender Unterschiede in Bezug auf zugrundeliegende theoretische Annahmen und praktische Methoden und Anwendbarkeit im therapeutischen Alltag haben alle verhaltenstherapeutischen Verfahren gemeinsam, dass sie auf den Modellen der klassischen und operanten Konditionierung basieren und diese als theoretische Grundlage zur Erklärung der komplexen Abläufe in der menschlichen Psyche betrachten. Charakteristisch für sämtliche verhaltenstherapeutische Verfahren ist zudem deren methodischer Ansatz, einem Patienten Hilfe zur Selbsthilfe zu bieten, d. h. ihm sollen Techniken vorgeschlagen und angeboten werden, die ihn in die Lage versetzen, seine seelischen und emotionalen Probleme aus eigener Kraft zu überwinden und erfolgreich zu bekämpfen.

Ursprünglich basieren verhaltenstherapeutische Verfahren auf der Lerntheorie, die davon ausgeht, dass problematisches und störungsbedingtes Verhalten im Laufe des Lebens erlernt wurde und somit systematisch auch wieder verlernt (umstrukturiert) werden kann sowie stattdessen eher zielführende und angemessenere Denk- und Verhaltensweisen auch im Erwachsenenalter noch erlernt werden können. Die Grundannahme der Verhaltenstherapie besteht in der Erkenntnis, dass bestimmte Reaktionen auf Reize erlernt werden. Demnach können psychische Störungen entstehen, wenn Reaktionen,

Denkmuster und Verhaltensweisen gelernt wurden, die sich langfristig als ungünstig und destruktiv herausstellen. Doch ebenso wie pessimistische und negative Inhalte der eigenen Gedankenwelt entsprechend ungünstige Verhaltensweisen und destruktive Überzeugungen (etwa bezogen auf den Selbstwert oder die Wahrnehmung und Interpretation des Verhaltens und der Reaktionen anderer Menschen sowie auch die eigene Außenwirkung auf diese) verursachen können, so kann umgekehrt eine gelungene Umstrukturierung hin zu optimistischen und konstruktiven Denkmustern auch das Gefühlsleben sowie das gesamte seelisch-körperliche Wohlbefinden positiv beeinflussen.

Erlernte ungünstige Denkmuster und Verhaltensweisen können also bewusst auch wieder verlernt oder verändert werden; dies ist das zugrundeliegende Prinzip der Verhaltenstherapie. Der Patient wird dabei am therapeutischen Prozesss miteinbezogen und aktiv beteiligt, indem er neue Verhaltensweisen und Denkmuster einübt und diese nicht nur im Rahmen der Therapiestunden anwendet, sondern auch außerhalb "seine Hausaufgaben macht" und das Gelernte in (immer wiederkehrenden) Situationen des alltäglichen Lebens umsetzt.

Verhaltenstherapeutische Verfahren werden u. a. mithilfe bestimmter Techniken wie etwa Konfrontationen mit auslösenden Situationen oder Stimuli (z. B. durch sogenannte Exposition oder systematische Desensibilisierung) sowie (im Sinne der klassischen Konditionierung) mithilfe der Verstärkung erwünschter Verhaltensweisen und der Eliminierung unerwünschter Verhaltensweisen praktiziert. Der Schwerpunkt verhaltenstherapeutischer Intervention liegt also auf "objektivem" und beobachtbarem Verhalten und dessen gezielter willentlicher Veränderung.

Der Ursprung der Verhaltenstherapie, die ebenso wie die Schule des Behaviorismus vom US-amerikanischen Psychologen John B. Watson begründet wurde, liegt (im Gegensatz zur intuitiven Vorgehensweise der tiefenpsychologisch orientierten Psychoanalyse) in der Grundannahme von der menschlichen Psyche als eine Art "Black Box", deren innere Vorgänge für andere Menschen ohnehin nicht nachvollziehbar seien und undurchschaubar blieben und deshalb gar nicht erst versucht werden sollte diese zu analysieren. Viele Verhaltenstherapeuten der ersten Stunde kritisierten die Tiefenpsychologie und die Psychoanalyse dahingehend, dass diese weitgehend auf Unterstellungen und Spekulationen basierten (Ödipuskomplex, Triebtheorie, Abwehrmechanismen etc.) und keine beobachtbaren, messbaren und empirisch belegbaren Fakten bieten können. Im Gegensatz dazu orientiert sich die Verhaltenstherapie deutlich stärker an neurologisch-neurobiologischen Modellen, bei denen die Beziehung zwischen einem bestimmten Reiz und der darauf folgenden messbaren Reaktion im Vordergrund stehen.

Statt also wie die Psychoanalyse eine tiefenpsychologische Selbsterkenntnis des Patienten zu fördern oder dessen unbewusste seelische Vorgänge zu analysieren, werden in verhaltenstherapeutischen Verfahren vielmehr gezielt die Symptome psychischer Störungen behandelt und auf diese Weise die Handlungsfähigkeit und Selbstregulation des Patienten erweitert sowie dessen Umgang mit Problemen, zwischenmenschlichen Beziehungen, angstbesetzten Situationen bzw. Objekten oder mit persönlichen Schwierigkeiten soweit "optimiert", dass dadurch seine gesamte Lebensqualität verbessert sowie sein emotional-seelisches und körperliches Wohlbefinden (wieder)hergestellt werden. Dabei liegt der Fokus explizit zwar primär auf gegenwärtigen statt auf früheren, bereits vergangenen Handlungsursachen, jedoch werden auch vorangegangene diesbezügliche Erlebnisse und Erfahrungen des Patienten in der Analyse der Entstehung seiner Problematik mitberücksichtigt.

Der wesentliche Unterschied zwischen der Psychoanalyse und der Verhaltenstherapie liegt also in der Grundannahme der Verhaltenstherapie, dass bestimmte Verhaltensweisen sowohl erlernt als auch wieder verlernt werden können, wobei auch genetische Faktoren als Ursache etwa von psychischen Störungen mitberücksichtigt werden, z. B. in den so genannten Vulnerabilitäts-Stress-Modellen. Diese gehen von einer ererbten bzw. genetisch bedingten Neigung zur Stressanfälligkeit als Voraussetzung für die Entwicklung einer psychischen Störung aus.

Problematisches und unerwünschtes Verhalten ist also aus verhaltenstherapeutischer Sicht "nur" als das Produkt bisheriger Lernprozesse zu betrachten und kann durch die erfolgreiche Anwendung bestimmter Verhaltens- und Lernprinzipien jederzeit wieder verändert, eliminiert oder angepasst werden. Hierfür muss zunächst das Verhalten des Patienten zur genauen Bestimmung der aktuellen und konkreten Ursachen des problematischen Verhaltens analysiert werden, wobei eine tiefergehende Auseinandersetzung mit dem zugrundeliegenden psychischen Problem in der Regel nicht unbedingt erforderlich und auch nicht zielführend ist, um die gewünschten Veränderungen zu bewirken. Vielmehr werden im Anschluss an die Analyse die konkreten Behandlungsziele und -strategien von Therapeut und Patient gemeinsam erarbeitet und individuell an dessen persönliche Problematik angepasst. Insbesondere bei der Behandlung von gängigen, gut definierten und weniger komplexen psychischen Störungen haben sich verhaltenstherapeutische Verfahren als erfolgreich und sehr wirksam bewährt.

Es gibt nicht nur ein einziges verhaltenstherapeutisches Standardverfahren, sondern es sind vielmehr im Laufe der Geschichte der Verhaltenstherapie eine ganze Reihe verhaltenstherapeutischer Methoden entstanden, von denen sich jede einzelne stetig weiterentwickelt hat. Trotz aller Unterschiede zwischen diesen verschiedenen theoretischen und methodischen Ansätzen und Verfahren ist ihnen doch eines gemeinsam, nämlich die therapeutische Herangehensweise, derzufolge am Beginn einer verhaltenstherapeutischen Intervention fast immer die Analyse des Verhaltens und der konkreten Probleme des Patienten steht, welche in Abhängigkeit zu ihren aufrechterhaltenden Bedingungen, Umständen und Konsequenzen betrachtet werden. Diese Methode basiert auf dem von Frederick Kanfer in den 1970er Jahren weiterentwickelten verhaltensanalytischen Konzept des sogenannten SORKC-Modells, welches neben der Untersuchung der Zusammenhänge zwischen Reiz und Reaktion zumeist auch Gedanken, Gefühle und körperliche Prozesse und Auffälligkeiten mitberücksichtigt, ebenso wie äußere Faktoren und Einflüsse aus dem näheren und auch erweiterten Umfeld des Patienten wie etwa das Verhalten von Familienangehörigen, Lebenspartnern, anderen nahestehenden Menschen, Freunden, Bekannten, Arbeitskollegen etc. Das S steht dabei für Situation/Reize, das O für Organismus, das R für Reaktionen/Verhalten, das K für Kontingenzen und das C für Konsequenzen (englisch: „consequences"). Auch die (persönliche) Beziehung zwischen Therapeut und Patient wird bereits zu Beginn der Therapie weitestmöglich analysiert und definiert, womit ihr deutlich mehr Bedeutung beigemessen wird als noch in den frühen Anfängen der Verhaltenstherapie.

Im Rahmen der sogenannten Zielanalyse legen Therapeut und Patient die jeweiligen Therapieziele fest, die natürlich individuell angepasst und realistisch sein müssen. Der Therapeut wählt die anzuwendenden Interventionen, methodischen Verfahren und Techniken aus, holt aber vor deren Einsatz zunächst die Zustimmung des Patienten ein. Dementsprechend können im weiteren Verlauf der Therapie durchaus verschiedene verhaltenstherapeutische Verfahren eingesetzt und miteinander kombiniert werden, um die zu Beginn festgelegten Therapieziele zu erreichen. Das Leitmotiv aller verhaltenstherapeutischen Verfahren, Techniken und Ansätze besteht in dem Anspruch, dem Patienten vor allem Hilfe zur Selbsthilfe anzubieten. Dies bedeutet, dass der Patient im Rahmen der Therapie lernen soll, wie er in Zukunft (d. h. auch nach Abschluss der Therapie) mit seinem Leben besser zurechtkommen und wie er mit Konflikten, Problemen und schwierigen Situationen angemessener und konstruktiver umgehen kann. Wichtige Aspekte und therapeutische Basisvariablen, die der Therapeut beachten und selbst mit einbringen muss, sind - ebenso wie in der Gesprächspsychotherapie - Authentizität, Empathie, sowie die uneingeschränkte und vorbehaltlose Akzeptanz des Patienten. Auch der Aufbau einer komplementären Beziehungsgestaltung (heute meist bezeichnet als motivorientierte Beziehungsgestaltung), also ein vom Therapeuten bewusst eingesetztes Verhalten, welches sich explizit den Erwartungen des Patienten anpasst, stellt ein zentrales Element der Verhaltenstherapie dar. Gleiches gilt auch für die gezielte Herstellung einer sogenannten therapeutischen Allianz (d. h. einer funktionierenden und beidseitig übereinstimmenden Interaktion/Kommunikation zwischen Therapeut und Patient, die auf Zusammenarbeit und einer gemeinsamen Zielsetzung basiert) bzw. Veränderungsmotivation des Patienten; dieser muss also in der Lage und vor allem bereit und willens sein, wirklich an sich selbst bzw. an seinem Verhalten zu arbeiten und so sein Leben proaktiv und nachhaltig (und nicht nur halbherzig) zu verändern. Nachdem die eigentlichen Interventionen und Verfahren abgeschlossen sind, wird im Rahmen eines Evaluationsprozesses (der nicht obligatorisch, aber sinnvoll ist) der Erfolg der bislang durchgeführten Methoden überprüft. Sämtliche Analyse- und Interventionsschritte der verhaltenstherapeutischen Praxis stehen in gegenseitiger Wechselwirkung und werden in gemeinsamen Feedbackprozessen immer wieder von Therapeut und Patient reflektiert und bei Bedarf auch revidiert.

Wie bereits erläutert, hat sich die Verhaltenstherapie im Laufe ihrer Geschichte stetig weiterentwickelt und wurde immer wieder um neue Ansätze, Methoden, Techniken und Verfahren erweitert. Mittlerweile werden unter dem Begriff der Verhaltenstherapie mehr als 50 verschiedene Einzelverfahren zusammengefasst, die auch innerhalb einer Intervention parallel angewendet und miteinander kombiniert werden können.

Die wichtigsten Verfahren sind folgende:

- Konfrontationsverfahren (z. B. Systematische Desensibilisierung, Flooding, Aversionstherapie, Screen-Technik etc.)
- Operante Verfahren (z. B. Biofeedback, Token-System, Kontingenzverträge, Training sozialer Kompetenzen, Habit-Reversal-

Training, Entspannungstechniken, Autogenes Training, Negatives Üben etc.)

- Kognitive Ansätze (z. B. Kognitive Threapie nach Aaron T. Beck, Rational-Emotive Verhaltenstherapie nach Albert Ellis, Stressmanagement und Selbstinstruktionstraining nach Donald Meichenbaum, Problemlösetraining, Schmerzmanagement, Selbstmanagement-Therapie nach Frederick Kanfer, Achtsamkeitsbasierte Stressreduktion, Schematherapie nach Jeffrey E. Young, Kognitive Umstrukturiereung, Akzeptanz- und Commitmenttherapie nach Steven C. Hayes etc.)

Die kognitiven Ansätze, die hier besprochen werden sollen, basieren auf den Grundlagen der kognitiven Theorien menschlichen (mitunter aber auch tierlichen) Verhaltens, denen zufolge eine Person bestimmte Informationen bzw. Umgebungsreize interpretiert und aktiv transformiert sowie Erfahrungen und Erlebnisse in einer bestimmten Weise strukturiert, also die eigene Realität ordnet und subjektiv bewertet. Das Verhalten wird dabei von Kognitionen (in Form transformierter Reize) beeinflusst und gesteuert, wobei Verhaltensprobleme und unerwünschte Verhaltensweisen die Resultate falscher Annahmen und Interpretationen, negativer

Glaubenssätze, unvollständiger und unzutreffender Schlussfolgerungen, inadäquater Selbstinstruktionen und mangelnder Problemlösekompetenz sind.
In den 1960er Jahren wurde die (bis dahin eher allgemeine) Verhaltenstherapie zur Kognitiven Verhaltenstherapie erweitert, an der sie sich ab diesem Zeitpunkt größtenteils orientierte und die als wichtigster und vielseitigster Ansatz bis heute den überwiegenden Teil der in der Verhaltenstherapie angewendeten Techniken und Verfahren beinhaltet. Die Kognitive Verhaltenstherapie kombiniert den therapeutischen Ansatz der kognitiven Therapie mit der Verhaltenstherapie.

In den folgenden Kapiteln soll auf die Kognitive Verhaltenstherapie und deren Ursprung und bisherige Entwicklung sowie theoretische Grundlagen und therapeutische Leitmotive genauer eingegangen werden.

Was ist Kognitive Verhaltenstherapie?

Die Kognitive Verhaltenstherapie, wie sie heute bekannt ist und praktiziert wird, wurde in den 1960er Jahren entwickelt und geht hauptsächlich auf die Forschungsarbeiten des US-amerikanischen Psychotherapeuten und Psychiaters Aaron T. Beck zurück, der auch als ihr Begründer gilt, ebenso wie die renommierten Psychotherapeuten Albert Ellis und Donald Meichenbaum.

Sie gilt als einer der meistverbreiteten und am häufigsten untersuchten psychotherapeutischen Ansätze und basiert auf den Grundlagen des Kognitivismus. Der Ursprung der Verhaltenstherapie ist jedoch bereits in der Lerntheorie sowie in der Theorie des frühen Behaviorismus (insbesondere in der klassischen Konditionierung nach Pawlow) zu finden, derzufolge menschliches (aber auch tierliches) Verhalten erlernt wird und somit auch wieder verändert, abgelegt oder neu gelernt werden kann.

Der namensgebende Begriff "kognitiv" leitet sich vom lateinischen Verb "cognoscere" (= erkennen, erfahren, bemerken) ab; Kognition bedeutet also sinngemäß "Erkenntnis", was sich in diesem Zusammenhang vor allem auf intrapsychische Denkinhalte bezieht. Hierbei handelt es sich um individuelle Denkvorgänge und mentale Verarbeitungsprozesse bezüglich z. B. neuem Wissen, Informationen oder Lerninhalten, aber auch von Ereignissen, Erlebnissen, bestimmten Situationen und Lebensumständen.

Im Mittelpunkt der Kognitiven Therapieverfahren, zu denen sowohl die Kognitive Therapie als auch die Rational-Emotive Verhaltenstherapie gehören, stehen also die individuellen *Kognitionen* des Patienten. Diese Kognitionen beeinflussen die Emotionen sowie auch das Verhalten und körperliche Reaktionen und beinhalten folgende Größen:

- Bewertungen
- Einstellungen
- Gedanken
- Überzeugungen

Der zugrunde liegende Leitgedanke der Kognitiven Verhaltenstherapie besteht in der Annahme, dass Wahrnehmungsprozesse aktiv und bewusst gestaltet und verändert werden können und das Verhalten eines Menschen letztendlich nicht durch die objektive Realität bestimmt wird, sondern durch seine subjektive Betrachtungsweise.

Die Kognitive Verhaltenstherapie ist eine Form der Verhaltenstherapie bzw. sie kombiniert diese mit der kognitiven Therapie und beruht also auf der Grundannahme, dass die Gefühle und Verhaltensweisen eines Menschen maßgeblich von dessen Gedanken geprägt und gesteuert werden, wobei die Kombination dieser drei Faktoren einen entscheidenden Einfluss auf das seelische und emotionale Wohlbefinden hat. In diesem Kontext bezieht sich der Begriff "Verhalten" demnach nicht nur auf äußerliche und beobachtbare Verhaltensweisen und körperliche Reaktionen, sondern vielmehr auf innere und nicht sichtbare Gedanken, Gefühle und Überzeugungen in ihrer gesamten Komplexität.

Das Behandlungsziel einer Kognitiven Verhaltenstherapie besteht für den Patienten primär darin, durch systematische Selbstbeobachtung *(Introspektion)* sich seiner eigenen innersten Gedanken, Erwartungen und Einstellungen bewusst zu werden (d. h. sich selbst zu *erkennen*), um so krankmachenden und selbstzerstörerischen kognitiven Verzerrungen aus eigener Kraft aktiv entgegenzuwirken. Bei diesen kognitiven Verzerrungen handelt es sich z. B. um Verallgemeinerungen, eine einseitige Themenwahl bzw. Fixierung auf einen bestimmten (problembeladenen) Themenbereich sowie permanentes Schwarz-Weiß-Denken.

Aufgrund von in der Kindheit oder Jugend erlernten Schemata fehlen etwa Menschen mit chronischen Depressionen die nötigen Fähigkeiten zu einer adäquaten und realistischen Informationsverarbeitung, was insgesamt einem eher kindlichen und unausgereiften Denkmuster ähnelt. Somit sind die daraus resultierenden Wahrnehmungen, Überzeugungen und Interpretationen bezüglich der Dinge, anderer Menschen und der Umwelt zumeist eindimensional, selektiv und pauschal.

Folgende Denkfehler können zu diesen dysfunktionalen Kognitionen führen:

- **Willkürliche Schlussfolgerungen** (ohne objektiven Beweis oder sogar trotz Gegenbeweises bzw. wider besseres Wissens werden willkürlich unzutreffende Schlussfolgerungen gezogen)
- **Übergeneralisierung** (infolge z. B. eines einzigen Vorfalls oder einer negativen Erfahrung mit einer einzigen Person oder Situation werden unbewusst Regeln und Vorurteile aufgestellt, die unkritisch und ohne weiteres auf alle mehr oder weniger ähn-

lichen Situationen oder Personen angewendet werden)

- **Dichotomes Denken**, auch „Alles-Oder-Nichts-Denken“ bzw. Schwarz-Weiß-Denken (dysfunktionale Denkmuster, bestehend aus extremen Kategorien, ohne Abstufungen zu berücksichtigen, z. B. gut vs. böse, makellos vs. fehlerhaft, heilig vs. sündhaft)
- **Personalisierung** (Ereignisse oder das Verhalten anderer Menschen wird ohne ersichtlichen Grund persönlich genommen oder auf sich selbst bezogen)
- **Selektive Abstraktion** (bestimmte Einzelinformationen oder Details werden verwendet, um eine Situation pauschal zu interpretieren)
- **Maximieren und minimieren** (negative Ereignisse werden übertrieben wahrgenommen und sogar kleinste Misserfolge überbewertet; positive Ereignisse werden untertrieben oder ignoriert und eigene Leistungen werden kleingeredet)
- **Katastrophisieren** (stets wird vom Schlimmsten ausgegangen, jedes auch eher harmlose negative Ereignis bewirkt ein unangemessenes Phantasieren von Katastrophenszenarien)

- **Emotionale Beweisführung** (die eigene Gefühlslage dient als unwiderlegbarer subjektiver Beweis für die vermeintlich objektive Richtigkeit der eigenen Gedanken; die eigenen Empfindungen werden nicht als solche wahrgenommen, sondern als "absolute Wahrheit")

- **Etikettierung** (schon aus einem einzigen Erlebnis oder Ereignis, wie z. B. ein Misserfolg oder eine Niederlage wird gleich eine pauschale, meist negative Schlussfolgerung gezogen bzw. ein umfassender Sachverhalt konstruiert, z. B.: "Ich habe verloren, also bin ich ein Verlierer/Versager auf der ganzen Linie"; bisweilen werden aber auch andere Menschen mit negativen Etiketten versehen und auf diese Weise abgewertet)

- **Gedankenlesen** (anderen Menschen werden bestimmte Gedanken unterstellt, ohne jedoch diese wirklich zu kennen, und ohne explizit nachzufragen oder das Gespräch zu suchen, z. B.: "Die anderen halten mich für dumm, unfähig, arrogant, langweilig etc.")

- **Tunnelblick** (selektive Wahrnehmung und Aufmerksamkeit z. B. auf einen bestimmten Aspekt oder Bereich des Lebens, der unverhältnismäßig stark in den Vordergrund gerückt wird und von dem das gesamte Lebensglück abhängig zu sein scheint, z. B. "Wenn ich Probleme auf der Arbeit habe, dann ist mein Leben zerstört" oder "Wenn ich nicht bald den richtigen Partner finde, dann hat mein Leben keinen Sinn mehr")

Sich solche kognitiven Verzerrungen bzw. dysfunktionale Kognitionen überhaupt bewusst zu machen und aktiv zu vergegenwärtigen sowie auch deren Problematik und teilweise selbstzerstörerischen Dimensionen zu erkennen, stellt im therapeutischen Sinne schon den ersten Schritt in die richtige Richtung dar, ist aber zumeist schon eine schwere Herausforderung für den Patienten. Gelingt ihm dies (gemeinsam mit dem Therapeuten) dennoch, so stehen im Vordergrund des weiteren Therapieverlaufs neben der bereits erfolgreichen Bewusstwerdung auch die Kontrolle und aktive Gestaltung der eigenen Gedanken- und Gefühlswelt. Dieser Vorgang wird als "Kognitive Umstrukturierung" bezeichnet: ungünstige gedankliche Strukturen (also z. B. die oben beschriebenen dysfunktionalen Kognitionen) werden als solche identifiziert und systematisch verändert. Weiterhin soll im Idealfall das problematische Verhalten des Patienten verändert oder vollständig abgelegt werden, indem alternative emotionale und körperliche Reaktionen aufgezeigt und erarbeitet werden

(Gegenkonditionierung), und das Verhalten in zukünftigen ähnlichen Situationen des alltäglichen Lebens entsprechend angepasst wird. Dazu gehört u. a. auch die (häufig unzutreffende, pessimistische und durch eigene destruktive und selbstkritische Denkmuster geprägte) Interpretation des Verhaltens anderer Menschen, etwa deren Reaktion auf die eigene Person.

So wird ein Betroffener mit dem jeweiligen Schema (zum Begriff des Schemas später mehr im Kapitel „Schematherapie“) und den daraus resultierenden Denkstrukturen es mit hoher Wahrscheinlichkeit auf sich persönlich beziehen bzw. es als Ablehnung/Abneigung oder als Zeichen von Antipathie interpretieren, wenn er bei der zufälligen Begegnung mit einem Bekannten auf der Straße von diesem nicht beachtet wird oder wenn eine gute Freundin zu einem lange geplanten Treffen mit schlechter Laune erscheint. Dieses Verhalten muss natürlich gar nichts mit dem Betroffenen persönlich zu tun haben (sondern der Bekannte oder die gute Freundin hatten einfach einen schlechten Tag, persönliche Probleme, Stress am Arbeitsplatz oder mit anderen Dingen/Menschen), wird aber dennoch von diesem als Zeichen von Ablehnung missverstanden und verursacht so weitere Selbstzweifel, Verunsicherung und destruktive Gedankengänge, was dann wiederum sein Bedürfnis nach Anerkennung und Gemochtwerden und die dafür eingesetzten gefälligen und um Sympathie ringenden Verhaltensmuster noch mehr verstärkt.

Menschen ohne das entsprechende Schema und die damit verbundenen Denkmuster hingegen nehmen vorbehaltlos zur Kenntnis, dass sie in einer bestimmten Situation von ihrem Bekannten ignoriert wurden oder ihre Freundin schlecht gelaunt ist. Im Gegensatz zu Menschen mit einem solchen Schema beziehen sie aber dieses Verhalten nicht auf sich selbst, interpretieren auch keine Böswilligkeit oder persönliche Ablehnung hinein, sondern gehen statt dessen einfach davon aus, dass die andere Person ein privates Problem hat oder gerade gedanklich mit etwas anderem beschäftigt ist. Eine solche Denkweise zeugt nicht nur von einem gesunden Selbstbewusstsein, Souveränität und einer erwartungsfreien Akzeptanz des Verhaltens anderer Menschen, sondern verschafft auch eine gewisse innere Freiheit und Unabhängigkeit und erleichtert allgemein den Umgang mit sozialen Kontakten und Beziehungen, aber auch mit zwischenmenschlichen Problemen und Konflikten.

Ein derartiges Denkmuster kann durchaus noch im weiteren Verlauf des Lebens und im fortgeschrittenen Alter angeeignet/erlernt werden, sogar auch von Menschen, die aufgrund ihrer Schemata bislang eine destruktive, pessimistische und übermäßig selbstkritische Grundhaltung praktizierten und jede Geste ihrer Mitmenschen (wie oben beschrieben) als untrügliches Zeichen persönlicher Missachtung, Abneigung oder Antipathie auffassten. Um dieses neue, von innerer Unabhängigkeit, Selbstsicherheit und Souveränität geprägte Denkmuster nicht nur auf rationaler, sondern auch auf emotionaler Ebene wirklich zu begreifen, zu fühlen und im alltäglichen Leben auch umzusetzen, muss zunächst eine kognitive Umstrukturierung stattfinden, innerhalb derer alle diesbezüglichen bisherigen negativen und dysfunktionalen Gedankenmuster durch positivere und optimistischere Gedankengänge ersetzt werden. Dies klingt simpel, ist aber eine große therapeutische Herausforderung, handelt es sich doch um meist schon seit Jahren oder Jahrzehnten praktizierte und verfestigte Denkstrukturen, die ihren Ursprung in ebenso verfestigten Schemata haben, die in der Regel bereits in der frühen Kindheit entstanden sind, etwa aufgrund seelischer Traumata durch (emotional) abwesende Eltern bzw. der Erfahrung von fehlender Zuneigung und Anerkennung. Im Rahmen einer sogenannten Schematherapie, einem der erfolgreichsten psychotherapeutischen Verfahren überhaupt, lernt der Betroffene, seine infolge unzureichend befriedigter seelischer Bedürfnisse in der Kindheit oder Jugend entwickelten Schemata allmählich zu durchschauen und abzulegen und auch die bislang damit verbundenen dysfunktionalen Denkstrukturen und Verhaltensmuster aufzulösen und im Idealfall durch andere - positive und funktionale - zu ersetzen.

Auch die Technik der Gegenkonditionierung hat das Ziel, belastende gedankliche Strukturen (wie etwa das Gefühl des Abgelehntwerdens durch andere Menschen, weil deren Verhalten fälschlicherweise dahingehend interpretiert wird) aufzulösen und gezielt durch andere zu ersetzen. Hierfür erarbeiten der Patient und der Therapeut gemeinsam alternative emotionale (und körperliche) Reaktionen auf die auslösenden oder vergleichbaren Situationen. Im Rahmen der Therapie lernt der Patient, die angeeigneten (d. h. neu konditionierten) Reaktions- und Verhaltensweisen im alltäglichen Leben anzuwenden und so auch insgesamt mit seinem Leben besser zurechtzukommen.

Machen sich innerhalb oder nach der auslösenden Situation (wie in diesem Beispiel eine zufällige Begegnung mit einem Bekannten, von dem der Betroffene nicht beachtet wird) nicht nur destruktive Emotionen und Gedanken, sondern auch körperliche bzw. psychosomatische Symptome bemerkbar (wie etwa Herzrasen, Zittern, Schweißausbrüche, Bauchschmerzen etc.), so besteht eine weitere Alternative zur beschriebenen Gegenkonditionierung in der schrittweisen Gewöhnung des Patienten an den verstörenden Reiz, der für die unerwünschte Reaktion verantwortlich ist (Habituation). In beiden Fällen werden zunächst die destruktiven (und eventuell auch pathogenen) Denkmuster und die daraus resultierenden Gefühle und Emotionen des Patienten erarbeitet, um im zweiten Schritt diese Denkmuster sukzessive umzustrukturieren, hin zu einer konstruktiven und positiven oder zumindest nicht mehr so belastenden und selbstzerstörerischen Gedankenwelt.

Um eine langfristige kognitive Umstrukturierung zu erreichen, können verschiedene kognitionsorientierte Verfahren angewendet werden. Wie bereits erläutert, sollen dabei negative Kognitionen durch positivere und vor allem rationalere ersetzt werden, um den Patienten in die Lage zu versetzen, sich fortan aktiver, kompetenter und souveräner zu verhalten.

Zu diesen kognitionsorientierten Verfahren zählen:

- Sammeln und aufzeichnen automatisierter und unwillkürlicher Gedankenprozesse (z. B. mithilfe von Tagebuchaufzeichnungen oder Fragebögen sowie im Laufe des therapeutischen Gesprächs)

- Zweispaltentechnik (rationales und bewusstes Argumentieren gegen diese automatisierten und unwillkürlichen Gedankenprozesse)
- Erkennen von Mustern sogenannter kognitiver Verzerrungen (der Patient muss sich zunächst darüber bewusst werden, dass es sich hierbei um Verzerrungen handelt)
- Realitätstesten (Testen der neu erlernten Kognitionen zunächst im Rahmen der therapeutischen Behandlung, später auch selbständig im Alltagsleben des Patienten)
- Umattribution (Trennung der Verantwortlichkeiten)
- Entkatastrophisieren (Katastrophenphantasien werden durch realistischere Gedanken ersetzt)
- Aufbau von Erwartungen

Im Vordergrund der Kognitiven Therapie steht also die aktive und rationale Gestaltung des Wahrnehmungsprozesses des Patienten. Demnach ist nicht primär die (vermeintlich) objektive Realität, sondern vielmehr die subjektive Perspektive eines Menschen auf die Dinge ausschlaggebend für sein Verhalten, d. h. die individuelle Wahrnehmungsselektion sowie die Wahrnehmungsbewertung und -einschätzung. Somit sind Affekt und Verhalten weitgehend determiniert von der Art und Weise, wie ein Mensch "seine" Welt strukturiert.

Die moderne Kognitive Verhaltenstherapie ist äußerst vielseitig in ihrer Anwendbarkeit sowie sehr variantenreich hinsichtlich der großen Anzahl an verschiedenen Verfahren und therapeutischen Formen, die sie unter ihrem Dach vereint, darunter:

- Konfrontationstherapie
- Problemlösetraining
- Rational-Emotive Verhaltenstherapie
- Schematherapie
- Selbstkontrolltraining
- Soziale-Fertigkeiten-Training
- Verhaltensmodifikation
- Verhaltenstherapeutische Familientherapie

Zahlreiche weitere Behandlungsmethoden aus der Psychotherapie sind fest etablierte Bestandteile der Kognitiven Verhaltenstherapie, die darüber hinaus eng mit der Lerntheorie verbunden ist, deren Grundannahme u. a. darauf basiert, dass fehlerhafte oder misslungene Lernprozesse aus der Vergangenheit sich massiv auf die körperliche und seelische Gesundheit auswirken und zu psychopathologischen Syndromen führen können. Es sind demnach also nicht bestimmte Ereignisse oder Lebenssituationen selbst, die zu psychischen Störungen und psychosomatischen Erkrankungen führen, sondern vielmehr die daraus resultierenden gedanklichen "Fehlprogrammierungen", dysfunktionale Kognitionen und destruktive Denkweisen. Hierzu zählen auch sogenannte Übergeneralisierungen, Dramatisierungen und "Katastrophisierungen", d. h. aus einzelnen Erlebnissen oder Vorfällen werden voreilige, irrationale und unangemessen negative Schlussfolgerungen gezogen oder verallgemeinernde Glaubenssätze formuliert, die meist fernab der Realität liegen, aber den Patienten natürlich massiv belasten. Derartige "Fehlprogrammierungen" als solche zu identifizieren und gedanklich systematisch umzuwandeln bzw. zu eliminieren, ist eines der wesentlichen Ziele der Kognitiven Verhaltenstherapie.

Zusammengefasst bestehen die Schwerpunkte der Kognitiven Verhaltenstherapie in der

- **Aufdeckung und Bewusstmachung** der eigenen dysfunktionalen Kognitionen
- **Überprüfung und kritisches Infragestellen** dieser Kognitionen und Schlussfolgerungen auf ihre Angemessenheit hin
- **Reflektion** der Kognitionen

- **Korrektur** irrationaler Überzeugungen und Einstellungen
- **Entwicklung** alternativer Überzeugungen
- **Umstrukturierung** der dysfunktionalen Kognitionen in funktionale Kognitionen
- **Stabilisierung und Training** der neuen funktionalen Kognitionen
- **Übertragung** dieser funktionalen Kognitionen auf das konkrete Verhalten, zunächst z. B. in Form von Rollenspielen, später aber auch in realen Alltagssituationen

Aufgrund der stetigen Weiterentwicklung verschiedener Therapieansätze und Behandlungsmethoden kann die Kognitive Verhaltenstherapie zur Behandlung nahezu aller gängigen psychischen Störungsbilder angewendet werden. Welche speziellen Behandlungsmethoden dabei konkret angewendet werden und an welchem Punkt genau die Kognitive Verhaltenstherapie ansetzt, ist jedoch individuell verschieden und hängt immer von der jeweiligen Fragestellung (Art des Problems, der Störung oder psychischen Erkrankung) sowie von der Intensität und Dringlichkeit des akuten oder chronischen Leidensdrucks des Betroffenen ab.

Der Psychotherapeut Aaron T. Beck, der auch als einer der Begründer der modernen Kognitiven Verhaltenstherapie gilt, schlug auf Basis seiner Forschungen mit depressiven Menschen bestimmte mentale Techniken vor, mit deren Hilfe die dysfunktionalen Denkschemata von Patienten mit Depressionen systematisch verändert werden könnten. So werden diese in einem ersten Schritt dazu angeleitet, mit Begleitung des Therapeuten bestehende Selbstkonzepte hinsichtlich selbstabwertender Motive und Gedankenketten intensiv zu reflektieren und deren Angemessenheit bzw. Irrationalität genau zu hinterfragen. Schließlich werden von Therapeut und Patient gemeinsam neue Perspektiven und alternative Denkmuster erarbeitet.

Um dies zu ermöglichen, können verschiedene Techniken eingesetzt werden:

- **Assertiveness Training:** hierbei handelt es sich um ein Selbstsicherheitstraining, in dessen Rahmen etwa mithilfe von (individuell ausgestalteten) Rollenspielen bestimmte Kompetenzen erlernt werden, um angstbesetzte Situationen besser zu bewältigen
- **Gedankenstopp:** die Anwendung dieser Technik ist beispielsweise bei Patienten mit Zwangsstörungen oder Zwangsgedanken sinnvoll. Der Patient lernt, seine Zwangs-

gedanken oder -impulse abzuwehren und sie nicht von sich Besitz ergreifen zu lassen, indem er sie bewusst innerlich stoppt oder sich selbst laut "Stop" sagt (zum Thema „Grübeln stoppen“ lege ich Ihnen das Buch „Grübeln stoppen & innere Ruhe finden“ von Johanna Herdwart an’s Herz.

- **Entkatastrophisierung:** hierbei sollen innere Katastrophenszenarien ihren Schrecken verlieren, indem z. B. alternative Verläufe und Ausgangsmöglichkeiten zu dem befürchteten katastrophalen Ausgang einer angstbesetzten Situation aufgezeigt werden; zudem wird das jeweilige Katastrophenszenario auf seine Plausibilität und Rationalität sowie auf seine tatsächliche (statistische) Wahrscheinlichkeit hin überprüft
- **Kognitive Umstrukturierung:** hierbei handelt es sich um die Bewusstmachung automatisierter Denkweisen: ähnlich wie bei der Technik der Entkatastrophisierung werden auch hier negative - oft fatalistisch geprägte - Denkweisen, Zukunftsvisionen und gedankliche Assoziierungen auf ihren logischen Gehalt hin überprüft und durch rationalere, optimistische und positive Denkmuster ersetzt

- **Modelllernen:** eine innerhalb von Gruppentherapien eingesetzte Technik, bei der Patienten von anderen Betroffenen lernen können
- **Problemlösungsübungen:** der Patient erlernt und verinnerlicht neue konstruktive Strategien zur Lösung von Problemen
- **Selbstverbalisierung:** hier lernt der Patient, sein Selbstwertgefühl und Selbstbewusstsein zu stärken, indem er z. B. bei der Bewältigung von Aufgaben und Problemen sich selbst positiv instruiert und motiviert ("Ich kann das schaffen!")
- **Reattributierung:** der Patient reflektiert und verändert negative Attributierungen, z. B. in Form einer Umstellung von interner Attribution auf externe Attribution. Glaubt ein Patient etwa, dass eine ungünstige Situation nur durch sein eigenes Fehlverhalten verursacht wurde, so handelt es sich dabei um eine interne Attribution. Im Idealfall gelingt es dem Therapeuten, den Patienten davon zu überzeugen, dass diese Situation ebenso gut durch das Fehlverhalten anderer Beteiligter oder durch äußere Faktoren entstanden sein könnte (externe Attribution), dann stellt diese gelungene Reattributierung bereits den ersten großen Schritt in Richtung

des Aufbaus positiver Denkmuster und der Stärkung des Selbstwertgefühls dar

Es liegt in der Natur der Sache, dass verhaltens- bzw. psychotherapeutische Hilfe häufig erst dann in Anspruch genommen wird, wenn der innere Leidensdruck für den Patienten endgültig nicht mehr auszuhalten ist bzw. wenn er mit seiner Situation oder den äußeren Umständen nicht mehr alleine zurechtkommt. Gelegentlich werden Betroffene auch von Angehörigen oder engen Freunden zur Inanspruchnahme einer Therapie überredet/gedrängt.

Häufig befinden sich Betroffene schon sehr lange Zeit - teilweise bereits seit vielen Jahren - in einer Art ungebremstem Gedankenkarussell, aus dem sie ohne professionelle verhaltenstherapeutische Hilfe nicht mehr herausfinden und das langfristig gesehen ihre seelische und körperliche Gesundheit massiv beeinträchtigen und auch zu weiteren Problematiken wie z. B. Essstörungen, Suchterkrankungen oder schweren Bindungsstörungen führen kann, zumindest solange dieser Zustand anhält und unbehandelt bleibt.

Gelingt es einem Patienten im Laufe der Kognitiven Verhaltenstherapie dieses Gedankenkarussell zu stoppen, indem er - gemeinsam mit dem Therapeuten - seine zugrunde liegenden dysfunktionalen Denkmuster und Überzeugungen herausarbeitet und mithilfe der Kognitiven Umstrukturierung bzw. der anderen oben beschriebenen Techniken aktiv verändert, so hat er gute Chancen, sich selbst mit neuen positiven und konstruktiven Denkmustern auch emotional so "umzuprogrammieren", dass er dadurch deutlich an Lebensqualität sowie seelischem und körperlichem Wohlbefinden zurückgewinnt und darüber hinaus lernt, auch in Zukunft mit schwierigen Situationen und Ereignissen anders umzugehen als bisher und sich von diesen nicht mehr derart "aus der Bahn werfen zu lassen". Denn zumeist sind es eben nicht die Umstände, Probleme oder Situationen selbst, die dem Betroffenen das Leben schwer machen, sondern vielmehr die ihnen beigemessene - und oft nicht den Tatsachen entsprechende - subjektive Bedeutung und Interpretation.

Geschichte und Entwicklung der Kognitiven Verhaltenstherapie

Die Idee, dass es nicht objektive Ereignisse und äußere Umstände sind, die einen Menschen belasten, sondern vielmehr dessen subjektive Sichtweise auf diese Ereignisse und Umstände, ist bereits in der antiken griechischen und römischen Philosophie zu finden. Diese Annahme bildet eine der theoretischen Grundlagen der Kognitiven Verhaltenstherapie; doch obwohl sie recht plausibel klingt, ist diese Annahme in anderen Schulen der Psychologie durchaus umstritten.

Erst in den 1920er und 30er Jahren wurde diese Idee vom österreichischen Arzt und Psychotherapeuten Alfred Adler wieder aufgegriffen, dessen Lehre allgemein einen großen Einfluss auf die Entwicklung der Psychologie und der großen psychotherapeutischen Schulen des 20. Jahrhunderts hatte. Die theoretischen Grundlagen der von ihm begründeten Individualpsychologie kommen denen der Kognitiven Verhaltenstherapie am nächsten, etwa indem Adler im Jahre 1930 schrieb: *"Wir leiden nicht unter dem Schock unserer Erfahrungen (dem sogenannten Trauma), sondern machen daraus genau das, was unseren Zwecken am besten dient"*. Diese These war nicht nur provokant, sondern stand auch im Widerspruch etwa zum Menschenbild der zur damaligen Zeit sehr populären Psychoanalyse und den von Sigmund Freud vertretenen Anschauungen.

Als Vorläufer des späteren Behaviorismus sollten Gesetzmäßigkeiten zum Verständnis des menschlichen Verhaltens allein auf der Basis beobachtbarer Erkenntnisse abgeleitet und dabei auf Deutungen und (subjektive) Interpretationen weitestmöglich verzichtet werden. Vertreter dieser Schule, darunter auch Iwan Petrowitsch Pawlow, Clark L. Hull und B.F. Skinner (letzterer als Vertreter des sogenannten Radikalen Behaviorismus) wollten ihren Ansatz bereits als Gegenbewegung zur Freud'schen Psychoanalyse verstanden wissen, da diese mit ihrem tiefenpsychologischen Ansatz ihren eigenen Thesen komplett widersprach. Jedoch wurde der Begriff der Verhaltenstherapie erst in den 1960er Jahren zur Abgrenzung und Unterscheidung dieser neuen und noch weitgehend unbekannten Therapieform sowie der entsprechenden Einrichtungen von der tiefenpsychologisch fundierten Psychotherapie bzw. Psychoanalyse installiert.

Als Grundlage des Behaviorismus dienten zunächst Experimente an Tieren bzw. die empirische Beobachtung deren Verhaltens. Es wurde versucht, die daraus gewonnenen Erkenntnisse zur Vorhersagbarkeit tierlicher Verhaltensweisen möglichst vorbehaltlos auf den Menschen zu übertragen und schließlich aus den entdeckten Gesetzmäßigkeiten effiziente Handlungsstrategien für eine gezielte und bewusste Verhaltensänderung zu entwickeln. Der russische Arzt und Physiologe Iwan Petrowitsch Pawlow, der heute als Begründer des klassischen Konditionierungsparadigmas gilt, war nach seinen empirischen Experimenten an Tieren (Pawlow'scher Hund) und der Beobachtung physiologischer Prozesse und tierlichen Verhaltens zu der Erkenntnis gelangt, dass ebendiese physiologischen Prozesse weniger willentlich und bewusst gesteuert werden, sondern vielmehr einer automatisierten vegetativen Steuerung unterliegen, in Kombination mit externen Reizen und Stimuli.

Dieser frühe behavioristische Ansatz wurde durch den von Clark L. Hull geprägten Neo-Behaviorismus sowie den Radikalen Behaviorismus nach B.F. Skinner ergänzt. Dieser ging noch einen Schritt weiter und vertrat die Annahme einer möglichen bzw. sogar zwangsläufigen Verformbarkeit des Verhaltens auf der Basis vorangegangener Lernerfahrungen.

Sowohl Pawlow als auch Skinner definierten tierliches sowie menschliches Verhalten als beobachtbares Resultat einer kausal begründeten Reaktion. Für die unmittelbaren physiologischen Reaktionen machten sie vorausgehende diskriminative Stimuli (unterscheidende Reize) verantwortlich und für die Entstehung und Ausformung von Verhaltensweisen die Aussicht auf positive Konsequenzen, also direkte oder indirekte Belohnungen oder Bestrafungen bzw. die entsprechenden bereits gelernten Erfahrungen mit Konsequenzen. Diese zu ihrer Zeit innovativen Thesen bildeten die Grundlagen für den Ansatz der Klassischen Konditionierung sowie für die Schule des Behaviorismus.

Erst in den 1960er Jahren wurden die theoretischen Grundlagen und empirischen Erkenntnisse des behavioristischen Ansatzes in die therapeutische Arbeit am Patienten implementiert. Als Pionier der angewandten Verhaltenstherapie gilt der südafrikanisch-amerikanische Psychiater und Psychotherapeut Joseph Wolpe, der das systematische Desensibilisierungsverfahren zur Behandlung von Phobien und Angststörungen sowie ein lerntheoretisches Konzept neurotischer Störungen anhand von Beobachtungen im Tiermodell entwickelte, demzufolge Tiere sowie auch Menschen bestimmte Ängste im Laufe ihres Lebens erwerben, aber mithilfe der entsprechenden Konditionierung eben auch wieder von diesen Ängsten befreit werden können. Nachdem es ihm gelungen war, "neurotischen" Tieren ihre erworbenen Ängste wieder abzutrainieren, versuchte er seine Erkenntnisse auf menschliche Patienten zu übertragen und diese von Angststörungen und Phobien zu befreien. Dazu verwendete er Techniken der progressiven Muskelrelaxation nach Edmund Jacobson und entwickelte daraus das Verfahren der systematischen Desensibilisierung zur Überwindung von Angststörungen, mit dem er bei einem Großteil seiner Angstpatienten sehr gute Erfolge verzeichnen konnte.

Während Joseph Wolpe also sehr konsequent den behavioristischen Ansatz der Verhaltenstherapie verfolgte, ergänzte der Psychologe und Psychotherapeut Arnold A. Lazarus die Verhaltenstherapie um einzelne Techniken auch aus anderen psychotherapeutischen Verfahren (sogenannter "technischer Eklektizismus") und entwickelte aus diesem interdisziplinären und eklektizistischen Ansatz, d. h. aus der Kombination verschiedener ausgewählter therapeutischer Techniken die „Multimodale Verhaltenstherapie", die erstmals im Jahre 1976 unter dem Titel „Multimodal Behaviour Therapy" als Buch publiziert wurde und deren Bezeichnung sich explizit auf die praktische Ausgestaltung einer Kognitiven Verhaltenstherapie bezieht (weniger einseitig nur behavioristische Anschauungen und

Verfahren sollten angewendet werden, sondern auch Techniken und Therapieformen anderer psychologischer Schulen).

Während in dieser frühen Phase - der sogenannten "Ersten Welle der Verhaltenstherapie" - der Schwerpunkt der verhaltenstherapeutischen Ansätze vor allem behavioristisch geprägt war und in der Steuerung und Modifizierung des Verhaltens lag, welches - entsprechend den Erkenntnissen des klassischen Konditionierungsparadigmas nach Pawlow und Skinner - "an- bzw. abtrainert" (also konditioniert) wurde, war die darauffolgende Zeit der theoretischen Weiterentwicklung der Verhaltenstherapie geprägt durch die Miteinbeziehung der damals noch neuen Techniken der systematischen Desensibilisierung zur Behandlung von Angst- und phobischen Störungen, insbesondere der Reizkonfrontationsverfahren bei spezifischen Phobien. Diese sogenannte Konfrontationstherapie hat sich mittlerweile als fester Bestandteil der modernen Kognitiven Verhaltenstherapie etabliert und wird heute bei verschiedenen Angststörungen und spezifischen Phobien (Flugangst/Aviophobie, Spinnenphobie/Arachnophobie, Agoraphobie (vom griechischen „agorá“ = Marktplatz: die Angst vor weiten Räumen oder öffentlichen Plätzen), Klaustrophobie, Soziophobie etc.) erfolgreich angewendet.

Auf der grundlegenden Annahme des Behaviorismus, dass Verhalten durch klassische bzw. operante Konditionierung erlernt, aber ebenso auch wieder verlernt bzw. verändert und in die gewünschte Richtung angepasst werden kann, basiert auch die Kognitive Verhaltenstherapie, die somit als praktisches Anwendungsgebiet der bis dahin eher theoretisch begündeten Schule des Behaviorismus anzusehen ist. Auch die behavioristische Interpretation des Organismus als "Black Box", d. h. als verschlossene und unzugängliche Informationsquelle sowie auch die Prämisse, dass gedankliche Prozesse wie Motivation, Denkvorgänge, Kreativität oder Erinnerungen weder objektiv messbar sind noch wissenschaftlich untersucht werden können und somit letztendlich nur das beobachtbare Verhalten eines Menschen (oder Tieres) von wissenschaftlichem Interesse seien, finden sich im kognitiv-verhaltenstherapeutischen Ansatz wieder.

Doch schon bald kündigte sich innerhalb der lerntheoretischen Psycholgie ein Paradigmenwechsel vom Behaviorismus hin zum Kognitivismus an, woraufhin in den 60er Jahren die US-amerikanischen Psychiater und Psychotherapeuten Aaron T. Beck und Albert Ellis (die heute als Pioniere der Kognitiven Verhaltenstherapie gelten) im Rahmen der sogenannten "Zweiten Welle der Verhaltenstherapie" diese vor allem um die stärkere Berücksichtigung und Miteinbeziehung der bis dahin vom Behaviorismus vernachlässigten gedanklichen und kognitiven Prozesse erweiterten. Beck und Ellis vertraten die Ansicht, dass diese deutlich mehr Beachtung bezüglich des Verständnisses und der aktiven Veränderung von Erleben und Verhalten finden sollten. Demnach sollte das (beobachtbare) Verhalten eben nicht mehr allein durch bloße Reiz-Reaktionsmuster erklärt werden können, sondern auch intrapsychische Prozesse wie Gedanken, Gefühle oder Einstellungen bei der Interpretation der individuellen Verarbeitung äußerer Reize (z. B. Stressoren oder Traumata) sowie als auslösende bzw. aufrechterhaltende Faktoren psychischer Störungen stärker berücksichtigt werden. So entstanden neue Erklärungsmodelle für die Entstehung und die Ursachen psychischer Störungen sowie neue Behandlungsmethoden und Techniken (etwa zur Therapie von Patienten mit Depressionen), was die potenziellen Anwendungsgebiete der Kognitiven Verhaltenstherapie auf einen Großteil der zu dieser Zeit bekannten psychischen Störungsbilder erweiterte. Somit entwickelte sich aus der ursprünglichen - rein behavioristisch geprägten - Verhaltenstherapie der sogenannten "Ersten Welle" durch die Erweiterung um ihrerzeit innovative Therapieansätze und die Integration neuer Konzepte die Kognitive Verhaltenstherapie.

Doch auch die moderne Kognitive Verhaltenstherapie in ihrer heutigen Form und Anwendung wurde nach ihrer Entstehung in den 1960er Jahren kontinuierlich weiterentwickelt bzw. wurde immer wieder um neue Konzepte, Therapieansätze und Behandlungsmethoden ergänzt. So ist seit einigen Jahren in der einschlägigen psychologischen Fachliteratur immer wieder die Rede von einer aktuellen "Dritten Welle der Verhaltenstherapie". Hiermit sind neue Threapieansätze gemeint, in deren Mittelpunkt insbesondere die Emotionen und Gefühle des Patienten stehen, aber auch relativ neue Konzepte wie Achtsamkeit, Ressourcenaktivierung, Selbstfürsorge oder Akzeptanz mehr Beachtung finden. Neue Behandlungsansätze z. B. zur Therapie chronischer Depressionen (Cognitive Behavioral Analysis System of Psychotherapy = CBASP, nach dem Psychologen James P. McCullough) oder die Akzeptanz & Commitmenttherapie (nach S.C. Hayes) zur Behandlung etwa von Essstörungen, posttraumatischem Stress oder des Burnout-Syndroms, haben nicht nur das bisherige Repertoire der Kognitiven Verhaltenstherapie vergrößert, sondern auch den Zugang zu psychischen Störungsbildern, die bislang als schwierig therapierbar galten, deutlich verbessert. Die vom US-amerikanischen Psychologen und Psychotherapeuten Jeffrey E. Young begründete Schematherapie, die vor allem zur Behandlung von Persönlichkeitsstörungen, chronischen Depressionen, Suchterkrankungen und Angststörungen eingesetzt wird, geht sogar noch einen Schritt weiter und berücksichtigt bzw. verbindet schulenübergreifend sowohl verschiedenste psychologische Konzepte als auch diverse verhaltenstherapeutische Ansätze wie etwa die Bindungstheorie, Gestalttherapie, Individualpsychologie, klientenzentrierte Psychotherapie, Transaktionsanalyse sowie die Theorie der Abwehrmechanismen aus der Psychoanalyse.

Auch wenn nicht unstrittig ist, ob es sich bei der Anwendung dieser neuen Konzepte und Therapieansätze in die verhaltenstherapeutische Arbeit tatsächlich um ein völlig anderes Verständnis und eine neue theoretische und konzeptionelle Grundlage handelt, so wird daraus doch deutlich, dass die Kognitive Verhaltenstherapie ein sehr forschungsintensives und vieldiskutiertes psychologisches Fachgebiet ist, das keineswegs schon seine endgültige und absolute Wahrheit erreicht hat, sondern sich dynamisch weiterentwickelt und einem steten Wandel unterworfen ist.

Wann kommt eine Kognitive Verhaltenstherapie zum Einsatz?

Die Kognitive Verhaltenstherapie ist ein sehr vielseitiges und häufig angewendetes psychotherapeutisches Verfahren. Aus der urspünglichen und anfänglich noch etwas eindimensionalen Verhaltenstherapie ist dank ihrer kontinuierlichen Weiterentwicklung sowie ständiger Erweiterungen und Modifizierungen ein weltweit anerkanntes, wissenschaftlich fundiertes und bezüglich ihrer Effektivität, Wirksamkeit und Erfolgsaussichten besonders gut dokumentiertes Therapieverfahren geworden.

Zudem unterscheidet die - auch langfristig gesehen - vergleichsweise geringe Rückfallquote nach Abschluss einer kognitiv-verhaltenstherapeutischen Behandlung diese von anderen psychotherapeutischen Ansätzen.

Aufgrund dieser steten Weiterentwicklung und der gezielten Kombination unterschiedlicher Therapieansätze, Techniken und Behandlungsmethoden eignet sie sich zur Behandlung fast aller gängigen psychischen und neurotischen, aber auch körperlichen oder psychosomatisch bedingten Störungen wie etwa:

- Affektive Störungen, insbesondere verschiedene Formen von Depressionen (akute und chronische Depressionen, endogene und exogene/reaktive Depressionen etc.)
- Wahrnehmungs- und Gedächtnisstörungen
- Somatisierungsstörungen und psychosomatische Erkrankungen (z. B. Spannungskopfschmerz oder Bluthochdruck)
- schwerwiegende Störungsbilder wie spezifische Phobien (z. B. Agoraphobie, Klaustrophobie, Spinnenphobie, Flugangst, Höhenangst, soziale Phobie etc.)
- Angst-, Panik- oder Zwangsstörungen
- Emotional instabile Persönlichkeitsstörungen (insbesondere Borderline)
- Belastungsstörungen (z. B. Posttraumatische Belastungsstörung)
- Wahnhafte paranoide Störungen und abgeschwächte psychotische Erkrankungen (insbesondere Schizophrenie)

- Suchterkrankungen (vor allem Alkohol- und Drogensucht, aber auch andere substanzbezogene Abhängigkeiten)
- Essstörungen (z. B. Anorexia nervosa, Bulimie, Adipositas)
- Körperliche Erkrankungen (chronische Schmerzen, Tinnitus, Rheuma etc.)
- Schlafstörungen (z. B. Insomnie)
- Sexuelle Störungen
- Tic-Störungen bei Kindern (als Ticks bzw. Tics werden plötzliche und wiederkehrende motorische oder vokale Äußerungen bezeichnet)
- Soziale Störungen bzw. Störungen des Sozialverhaltens (auch z. B. bei Menschen mit körperlichen Erkrankungen oder Behinderungen, die ein normales gesellschaftliches Leben zusätzlich erschweren)
- Enuresis bei Kindern (unwillkürliches, gegebenenfalls auch nächtliches Einnässen nach dem 4. Lebensjahr)

Die Kognitive Verhaltenstherapie kommt also zum Einsatz bei einer sehr großen Anzahl verschiedenster Störungen und Problematiken und bietet dabei für fast alle Fragestellungen eine breitgefächerte Auswahl an unterschiedlichen Therapieansätzen sowie für nahezu jeden Patienten ein individuell auf ihn zugeschnittenes Behandlungsverfahren mit den dazugehörigen Techniken. Die Kognitive Verhaltenstherapie ist nicht nur bei seelischen oder emotionalen Störungen sehr vielseitig einsetzbar, sondern auch bei körperlichen und psychosomatischen Erkrankungen, wodurch sie sich deutlich von anderen psychotherapeutischen Ansätzen abhebt.

Besonders häufig wird die Kognitive Verhaltenstherapie bei Patienten mit schweren chronischen Depressionen angewendet; hier kann sie teils auch Symptome lindern, depressogene Gedanken- und Gefühlswelten systematisch umstrukturieren, Krankheitsverläufe verlangsamen und abschwächen, und zudem gezielte Ursachenforschung betreiben. Die Ursachen für die Entstehung einer Depression sind zumeist in negativen Denkmustern, überzogenen Erwartungen an sich selbst und andere Menschen sowie in einer unangemessen selbstkritischen Grundhaltung zu finden. In der Kognitiven Verhaltenstherapie lernt der Patient nicht nur, sich seiner eigenen destruktiven und depressogenen Denkmuster und der daraus entstehenden Gefühle bewusst zu werden, sondern auch diese mittels verschiedener Techniken zu analysieren (d. h. auch ihre noch tieferliegenden Ursachen herauszufinden) und aktiv umzustrukturieren. Im günstigsten Fall erarbeitet sich der Patient im Laufe der Therapie ein angemessenes oder sogar positives Selbstbild sowie einen konstruktiven Umgang mit schwierigen Situationen, damit negative Gefühle und Gedanken ihn nicht mehr in der bisherigen selbstzerstörerischen Wucht überkommen können.

Auch eine kognitiv-verhaltenstherapeutische Behandlung von Patienten mit schwerwiegenden Persönlichkeitsstörungen, wie z. B. Borderline, kann zum Erfolg führen. Wenngleich sich hier eine gewisse Rückfallquote offenbar nicht vermeiden lässt, so zeigt dennoch die Kognitive Verhaltenstherapie von allen psychotherapeutischen Verfahren langfristig gesehen die besten und nachhaltigsten Ergebnisse in der Behandlung von Borderline-Patienten. Die US-amerikanische Psychologin Marsha M. Linehan hat in den 1980er Jahren ein speziell auf chronisch suizidale Borderline-Patienten zugeschnittenes, störungsspezifisches Behandlungskonzept entwickelt, die sogenannte Dialektisch-Behaviorale Therapie, die im Wesentlichen ebenfalls auf den theoretischen Grundlagen der Kognitiven Verhaltenstherapie basiert. Da es sich jedoch bei Borderline mehr noch als bei den anderen Persönlichkeitsstörungen um ein äußerst komplexes, schwerwiegendes und aufgrund der potenziellen Suizidalität der Patienten auch gefährliches Störungsbild handelt, bei dem selbst nach einer zunächst erfolgreichen Behandlung immer noch jederzeit Rückfälle des Patienten zu erwarten sind, nahm Marsha M. Linehan einige Modifikationen vor allem an der Schwerpunktsetzung der Dialektisch-Behavioralen Therapie gegenüber der herkömmlichen Kognitiven Verhaltenstherapie vor. Zudem integriert die Dialektisch-Behaviorale Therapie neben den etablierten kognitiv-verhaltenstherapeutischen Verfahren auch zahlreiche Strategien und Techniken aus der Gesprächspsychotherapie, der Gestalttherapie, der Hypnotherapie sowie aus dem Zen-Buddhismus.

Somit zählt die Dialektisch-Behaviorale Therapie zur sogenannten Dritten Welle der Verhaltenstherapie, welche durch die Verbindung der klassischen verhaltenstherapeutischen und kognitiven Techniken mit den verschiedenen Strategien der Akzeptanz, Weisheit, kognitiven Distanzierung und Dialektik gekennzeichnet ist.

In der Dialektisch-Behavioralen Therapie stehen also deutlich mehr als in der klassischen Kognitiven Verhaltenstherapie die Betonung von Akzeptanz und die Validierung eines bestimmten momentan auftretenden Verhaltens im Vordergrund. Ebenso steht die schwerpunktmäßige Behandlung von Verhaltensweisen, welche die Therapie oder den

Therapieerfolg gefährden können, die Betonung der Wichtigkeit und Bedeutung der Beziehung zwischen Therapeut und Patient sowie die Betonung von dialektischen Prozessen hier im Vordergrund.

Nach dem Verständnis von Marsha M. Linehan wird Borderline durch eine Störung der Affektregulation verursacht, die demnach auf eine starke emotionale Verletzbarkeit bei gleichzeitiger Unfähigkeit zur Steuerung und Regulation der eigenen Gefühle zurückzuführen ist. Das Ziel der dynamisch und hierarchisch strukturierten Dialektisch-Behavioralen Therapie besteht vor allem darin, bislang unkontrollierte Prozesse der Gefühlsempfindung und -äußerung bzw. des Umgangs mit den eigenen Gefühlen sowohl für den Patienten selbst als auch für den Therapeuten berechenbar und weitestmöglich planbar zu machen, um die Kontrolle zu behalten und ein frühzeitiges gezieltes Eingreifen in drohende kritische Situationen zu ermöglichen. Ein sogenanntes Fertigkeitentraining soll den Patienten in die Lage versetzen, die bisweilen sehr starken inneren Spannungszustände besser auszuhalten und zu kontrollieren, aber auch seine Emotionen besser und bewusster zu regulieren.

Die Dialektisch-Behaviorale Therapie lässt sich in drei Phasen einteilen, wobei in der ersten Therapiephase der Patient zunächst einmal psychischemotional stabilisiert wird. Dabei werden Strategien angewendet, die verhindern sollen, dass der Patient sich weiterhin selbst Schaden zufügt (z. B. in Form von Selbstverletzungen; besonders typisch hierfür ist das sogenannte Hautritzen) oder die Therapie sofort wieder abbricht (diese Gefahr ist aufgrund ihrer geringen Frustrationstoleranz und Emotionsregulation, ihrer überhöhten Erwartungen an andere Menschen und ihrer Neigung zu Affekthandlungen besonders groß bei Borderline-Patienten). Verschiedene neue Verhaltens- und Denkweisen werden - teilweise im Rahmen von Gruppentherapien – systematisch mit folgenden Schwerpunkten eingeübt:

- Die Wahrnehmung der eigenen Person und die anderer Menschen soll verbessert werden; die Tendenzen sowohl zu einer übertriebenen Idealisierung als auch zu einer (häufig darauffolgenden) vollständigen Ablehnung anderer Menschen sollen abgebaut werden
- Verschiedene Maßnahmen zur Selbstkontrolle und zum Umgang mit inneren oder äußeren Krisen und Konflikten werden trainiert
- Schwarz-Weiß-Denken und das Einteilen in extreme Gegensätze oder Kategorien werden abgebaut

- Der konstruktive Umgang mit innerem Stress oder Stresssituationen sowie die Kontrolle und Steuerung der eigenen Gefühle werden erlernt

Wenn diese erste Therapiephase abgeschlossen ist, folgt die zweite Therapiephase, in der diejenigen belastenden oder traumatischen Lebensereignisse im Vordergrund stehen, welche die Entwicklung der Störung ausgelöst oder begünstigt haben. Im Gegensatz etwa zu einer psychoanalytisch fundierten Therapie soll jedoch hier die traumatische Erfahrung nicht erneut durchlebt und aufgearbeitet werden, sondern der Patient soll vielmehr lernen, diese Erfahrung als unabänderlichen Teil seines bisherigen Lebens und seiner persönlichen, aber abgeschlossenen und nicht mehr rückgängig zu machenden Vergangenheit zu akzeptieren und nach vorne zu schauen.

In der anschließenden dritten Therapiephase soll der Patient die eingeübten Techniken und Strategien noch intensiver einüben und zudem lernen, diese auch außerhalb der Therapie in seinem Alltagsleben anzuwenden. Außerdem sollte sich gegen Abschluss der Therapie sein Selbstwertgefühl gesteigert haben und er sollte in der Lage sein, neue persönliche Lebensziele zu formulieren und umzusetzen.

Im Falle einer erfolgreich verlaufenen Therapie kann der Patient sein zuvor schwerwiegendes und häufig auch psychiatrisch relevantes Problemverhalten (z. B. Suizidalität oder selbstschädigendes/selbstverletztendes Verhalten) deutlich verringern oder sogar vollständig aufgeben sowie sein emotionales Erleben auch ohne den Einsatz destruktiver Strategien regulieren. Sofern dies gelungen ist, können auch andere, eventuell mit der Borderline-Störung einhergehende, komorbide psychische Störungen wie Depressionen, Essstörungen, Zwangs- oder Angsterkrankungen sowie andere krankheitsbedingte Problembereiche des Patienten in der Therapie thematisiert oder sogar erfolgreich behandelt werden.

Die übergeordneten Behandlungsziele einer Dialektisch-Behavioralen Therapie bestehen also im Aufbau eines erfüllten und zufriedenen Lebens auf der Basis der innerhalb der Therapie erarbeiteten Fähigkeiten, d. h. Selbstakzeptanz, Wertschätzung, Selbstfürsorge und achtsames Selbstmitgefühl. Darüber hinaus sollen dialektische Verhaltensmuster hergestellt werden, in Form von Handlungs- und Denkweisen, welche von Ausgewogenheit und Augenmaß geprägt sind sowie von der Fähigkeit zur Konzentration auf das Hier und Jetzt. Dichotome (zweigliedrige) Betrachtungsweisen von sich selbst, anderen Menschen und der Umwelt sollen aufgelöst und stattdessen gelernt werden, (unabänderliche) Dinge innerlich so anzunehmen, wie sie sind oder wie sie in der Vergangenheit waren. Sind alle diese Ziele erreicht, möglichst ohne dass es zu Rückfällen des Patienten kommt, so kann von einer erfolgreich abgeschlossenen Dialektisch-Behavioralen Therapie ausgegangen werden.

Ein weiteres wichtiges Anwendungsgebiet der Kognitiven Verhaltenstherapie ist die Behandlung spezifischer Phobien sowie von Panik- und Angststörungen. Hier gilt die Kognitive Verhaltenstherapie als besonders effektiv, da die bewusste Kontrolle und Steuerung bestimmter Gefühle und Gedanken im Vordergrund stehen. Die Gedanken und Gefühle von Angstpatienten, besonders innerhalb der jeweils angstverursachenden Situation oder bei der Konfrontation mit dem jeweiligen Objekt oder Auslöser haben in der Regel zum Zeitpunkt der Therapie bereits eine so starke Eigendynamik entwickelt, dass sie vom Patienten nicht mehr willentlich kontrolliert und gesteuert werden können. Da aber der Patient seine Angst beherrschen soll und nicht umgekehrt, besteht das Ziel der Kognitiven Verhaltenstherapie darin, eben diejenigen (zunächst meist unbewussten und vermeintlich unkontrollierbaren) gedanklichen Mechanismen, die in bestimmten Situationen Angst oder Panik beim Betroffenen auslösen, gezielt auszuhebeln und gewissermaßen "unschädlich" zu machen, indem sie anderen - bewusst gesteuerten - gedanklichen Prozessen weichen, die beruhigend und positiv auf den Betroffenen wirken. Trotz kognitiv-verhaltenstherapeutischer Intervention gelingt es nicht jedem Patienten, seine Angst, Panikstörung oder Phobie abzulegen und gänzlich zu eliminieren. Im Idealfall lernt er jedoch im Laufe der Therapie, seine Angst bewusst zu kontrollieren, nicht mehr unter ihr zu leiden und sich in seinem Alltagsleben nur noch möglichst wenig von ihr einschränken zu lassen.

Forscher der Universität Marburg konnten im Jahr 2019 erstmals nachweisen, dass die erfolgreiche Behandlung einer Panikstörung mittels kognitiver Verhaltenstherapie sich in Form einer geänderten Hirnaktivität bemerkbar machen kann. Dabei wird davon ausgegangen, dass die Entwicklung einer Panikstörung von einer verzerrten Verarbeitung des Patienten sprachlicher und nichtsprachlicher Bedeutungen über die Welt und sich selbst begleitet wird. Eines der Ziele einer kognitiv-verhaltenstherapeutischen Behandlung besteht deshalb darin, eine solch pathogene Sprachverarbeitung inhaltlich zu neutralisieren oder im Idealfall sogar positiv umzudeuten. Tatsächlich konnten die Wissenschaftler anhand von MRT-Aufnahmen der Hirnaktivitäten der Studienteilnehmer feststellen, dass diejenigen

Hirnareale, die für die sprachlichen Assoziationen zwischen angstbesetzten und panikauslösenden Begriffen (z. B. das Wort "Aufzug" für Menschen mit einer ausgeprägten Klaustrophobie) und symptombeschreibenden Ausdrücken verantwortlich sind, nach dem erfolgreichen Abschluss einer kognitiv-verhaltenstherapeutischen Behandlung eine veränderte Aktivität aufwiesen. Die Aktivität desjenigen Hirnareals, welches panikbezogene Wortpaare verarbeitet, war also nach der Kognitiven Verhaltenstherapie gedämpft; somit konnte sich die sprachliche Verarbeitung der entsprechenden Begriffe wieder soweit normalisieren, dass Assoziationen, die für Patienten mit Panikstörung symptomatisch sind, unterbunden wurden. Auch in den wissenschaftlichen Erkenntnissen aus dieser Studie zeigen sich also die besonders gute Wirksamkeit und das große Potenzial der Kognitiven Verhaltenstherapie.

Auch bei Patienten mit Essstörungen hat sich die Kognitive Verhaltenstherapie als besonders zielführend und erfolgreich erwiesen und ist - im Vergleich zu den anderen psychotherapeutischen Verfahren - der meistbeachtete und bestuntersuchte therapeutische Ansatz. Der Ausgangspunkt des therapeutischen Vorgehens bei Patienten mit (krankhaften) Essstörungen ist in der Regel deren gestörtes oder störungsanfälliges Essverhalten. Das primäre Ziel bei der Behandlung von Essstörungen besteht also in der Wiederaufnahme eines weitgehend normalen Essverhaltens des Patienten, wobei auch die prophylaktische Vorbeugung gegen einen möglichen Rückfall in das problematische Essverhalten mit im Vordergrund steht. Hierfür können verschiedene kognitiv-verhaltenstherapeutisch orientierte Therapiebausteine oder Behandlungsmodule angewendet werden, die mittlerweile als obligatorische Standardelemente in der Behandlung von Patienten mit Essstörungen gelten. Diese Therapiebausteine können in unterschiedlicher Gewichtung und Kombination für die Behandlung von (meist jungen weiblichen) Patienten mit Anorexia nervosa, Bulimie oder teilweise auch Adipositas (mit oder ohne Essstörung) zum Einsatz kommen und zeigen besonders gute und nachhaltige Behandlungsergebnisse.

So hat sich die Kognitive Verhaltenstherapie als äußerst erfolgversprechende therapeutische Methode bei verschiedensten psychischen Störungsbildern etabliert und in einer Reihe von Untersuchungen eine besonders gute Wirksamkeit gezeigt, verbunden mit einer vergleichsweise geringen Rückfallquote, was auch für ihre therapeutische Nachhaltigkeit und prophylaktischen Qualitäten spricht.

Ebenso wie alle anderen psychotherapeutischen Behandlungsansätze ist auch die Verhaltenstherapie auf den guten Willen, Eigeninititative und die Veränderungsbereitschaft des Patienten angewiesen. Einige ihrer Techniken und Verfahren werden durchaus gelegentlich von Patienten abgelehnt, weil diese sie als lächerlich, inadäquat oder anstrengend empfinden. Die Verhaltenstherapie ist - im Gegensatz etwa zum psychoanalytischen Ansatz - eher weniger für Menschen geeignet, die ihren tiefgreifenden psychischen Problemen und deren Ursachen auf den Grund gehen möchten. Vielmehr setzt sie im "Hier und Jetzt" an und soll Patienten gangbare Wege aufzeigen, sich selbst und ihre Schwierigkeiten soweit zu "sortieren" und in den Griff zu bekommen oder damit umzugehen lernen, dass sie anschließend wieder ein normales und möglichst unbeschwertes Leben führen können.

Einschränkungen bezüglich der Anwendbarkeit bestehen primär in bestimmten Kontraindikationen, bei denen eine kognitiv-verhaltenstherapeutische Behandlung nicht eingesetzt werden sollte.
So setzt die kognitive Verhaltenstherapie ein gewisses Maß an kognitiven und intellektuellen Fähigkeiten voraus, so dass kleine Kinder oder Menschen mit schweren kognitiven Defiziten (wie z. B. Demenzerkrankungen), aber auch Patienten mit schwerwiegenden geistigen Einschränkungen

oder Behinderungen, nicht mit dieser Form der Therapie behandelt werden sollten. Auch Situationen, in denen der Patient vorübergehend in seinen kognitiven Fähigkeiten eingeschränkt ist (z. B. bei einer akuten Psychose) stellen Kontraindikationen dar; insofern ist die Kognitive Verhaltenstherapie zur Behandlung von Störungen oder Erkrankungen mit einem akuten bewusstseins- oder wahrnehmungsbeeinträchtigenden Verlauf nicht geeignet.

Wie läuft eine Kognitive Verhaltenstherapie ab?

Bevor eine Person sich in kognitiv-verhaltenstherapeutische Behandlung begibt, muss sie sich zunächst einmal bewusst machen und akzeptieren, dass überhaupt ein Problem vorliegt, an dem sie etwas verändern sollte und muss, aber vor allem auch kann. Dies klingt simpel und einleuchtend, ist aber zumeist schon der erste schwierige Schritt, an dem die Therapiebereitschaft des (potenziellen) Patienten scheitern kann, denn da es sich in der Regel um routinierte und oft auch festgefahrene Denkmuster, emotionale Abläufe und Verhaltensweisen handelt, hält er diese für alternativlos und kann sich gar nicht vorstellen, sie durch andere, konstruktivere und positivere Strukturen zu ersetzen. Es darf also nicht an Einsicht, Problemerkennung, Veränderungsbereitschaft und Eigenmotivation mangeln, damit ein Patient sich überhaupt in therapeutische Behandlung begibt, wobei dies aber kein spezifisches Problem der Kognitiven Verhaltenstherapie ist, sondern wohl generell auch auf andere Formen von Psychotherapie und psychologischer Behandlung zutrifft, auch und insbesondere bei Betroffenen von Sucht- oder Zwangserkrankungen, Essstörungen, Depressionen oder schweren Persönlichkeitsstörungen wie etwa Borderline oder Narzissmus. Zum Thema Narzissmus empfehle ich ebenfalls die Lektüre von Johanna Herdwart.

Der Patient muss also aktiv und nicht nur während der Therapiesitzungen, sondern auch in seinem gewohnten Alltag etwas verändern wollen und bereit sein, an sich selbst zu arbeiten (vor allem an den empfindlichsten Stellen seiner Gedanken- und Gefühlswelt) und auch die Notwendigkeit dessen erkennen, um langfristig seine Lebensqualität und -zufriedenheit steigern zu können; hierfür muss der Betroffene meist jedoch erst einen gewissen Leidensdruck verspüren, da er sonst nicht unbedingt den dafür nötigen Handlungsbedarf sieht. Mitunter sind es auch Familienangehörige, Freunde, Arbeitskollegen oder andere Menschen, die einen Betroffenen zur Inanspruchnahme einer verhaltens-therapeutischen Behandlung ermuntern oder drängen. Hat dieser sich dann dazu entschlossen, sich therapeutisch behandeln zu lassen, so muss er zunächst einmal den für ihn passenden Therapeuten finden. Dies ist sehr wichtig, da die Kognitive Verhaltenstherapie besonders großen Wert auf den Beziehungsaspekt und auf eine enge und vertrauensvolle Zusammenarbeit zwischen Therapeut und Patient legt. Der Patient muss sich in der Beziehung mit dem Therapeuten gut aufgehoben fühlen und bereit sein, diesem sein Vertrauen zu schenken. Es ist durchaus möglich, dass eine therapiebereite bzw. -bedürftige Person erst mehrere Therapeuten aufsuchen muss, bevor sie den für sie richtigen Therapeuten findet, der fachlich und menschlich zu ihr persönlich passt. Eine Psychotherapie beginnt mit den sogenannten probatorischen Sitzungen, in denen der Patient die Möglichkeit hat herauszufinden, ob der jeweilige Therapeut für ihn geeignet ist. Die Krankenkasse übernimmt vorab bis zu vier probatorische Sitzungen.

Hat der Patient dann den für ihn richtigen Therapeuten gefunden, so werden zunächst die konkrete (Lebens-)Situation und die Problematik des Patienten besprochen und dafür auch dessen Gefühle, Gedanken und körperliche Prozesse und Reaktionen genauer betrachtet. Bei Bedarf oder falls es sinnvoll ist, kann außerdem eine erweiterte Verhaltensanalyse sehr aufschlussreich sein, die auch das familiäre und soziale Umfeld des Patienten miteinbezieht, wie z. B. die Verhaltensweisen und Reaktionen von Familienangehörigen, Arbeitskollegen, Freunden und Bekannten. Nachdem der Therapeut sich ein möglichst umfangreiches und detailliertes Bild vom Charakter, Verhalten und der Gedanken- und Gefühlswelt des Patienten sowie von dessen individueller Problematik und seinen

Lebensumständen gemacht hat, legt er - in Absprache mit dem Patienten - sowohl die konkreten Therapieziele fest als auch die anzuwendenden Techniken und Methoden, um diese Therapieziele zu erreichen, wobei mittlerweile mehr als fünfzig verschieden Einzelverfahren zum Einsatz kommen können.

Die Entwicklung der Persönlichkeit des Patienten spielt für den therapeutischen Prozess eine ebenso große Rolle, wie dessen aktuelle Lebenssituation (Beruf, Familienstand, Wohnsituation etc.) und die Beziehung zu wichtigen und nahestehenden Menschen in seinem Umfeld. Die Art des Patienten, sich selbst und seine Umwelt und Mitmenschen wahrzunehmen, sowie seine Fähigkeiten (aber auch Einschränkungen), die verschiedenen Anforderungen seines Alltags zu bewältigen, werden detailliert erfragt und in das therapeutische Verfahren miteinbezogen.

Dabei ist die Kognitive Verhaltenstherapie stets bemüht, möglichst im Hier und Jetzt anzusetzen und die aktuell gegenwärtigen Probleme, Konflikte und psychischen Störungen zu thematisieren und zu behandeln; im Gegensatz etwa zum tiefenpsychologisch orientierten psychoanalytischen Therapieansatz, der sich vor allem mit der Vergangenheit und insbesondere mit den vorbewussten Kindheitserfahrungen und -prägungen des Patienten beschäftigt, auch um gegenwärtige seelische Vorgänge oder Traumata zu ergründen. Die Grundidee der Kognitiven Verhaltenstherapie, nämlich dass aktuelle Problematiken zu einem überwiegenden Teil auf eingefahrene Vorstellungen, Überzeugungen und Denkmuster zurückzuführen sind, die der Patient im Laufe seines Lebens infolge bestimmter (traumatischer) Erfahrungen oder Erlebnisse entwickelt hat, wird in der verhaltenstherapeutischen Praxis und im Behandlungsprozess immer wieder aufgegriffen und umgesetzt.

Da das Konzept der Kognitiven Verhaltenstherapie für eine erfolgreiche Behandlung eine gute, offene Kommunikation und Zusammenarbeit zwischen Therapeut und Patient voraussetzt, wird dieser schon von Beginn an in den therapeutischen Prozess miteinbezogen und aktiv beteiligt. Therapeut und Patient sind gleichberechtigte Partner, wobei der Patient als Experte für seine eigenen Denkmuster, Gefühle und Wahrnehmungsprozesse angesehen wird. Der Therapeut kann (ganz im Sinne des Behaviorismus) nicht in den Patienten hineinschauen oder dessen innere emotionale und gedankliche Vorgänge beurteilen, deshalb ist er auf die Mitarbeit, Kommunikation und explizite Schilderungen des Patienten angewiesen. So kann dieser vom Therapeuten z. B. dazu aufgefordert werden, einen umfangreichen Fragebogen auszufüllen oder sogar ein Tagebuch zu führen, in dem er alle für ihn relevanten und ausschlaggebenden Ereignisse seines alltäglichen Lebens schriftlich festhält. Auch seine Gefühle, Gedanken, innere und äußere körperliche Reaktionen innerhalb der jeweiligen Situationen sollen so detailliert wie möglich dokumentiert werden, damit der Therapeut konkret nachvollziehen kann, was der Patient in diesen auslösenden Situationen fühlt und denkt und um festgefahrene, immer wiederkehrende Denkmuster transparent und plausibel zu machen.

Auch die subjektive Einschätzung und Interpretation des Patienten hinsichtlich der Verhaltensweisen und Reaktionen anderer Menschen ihm gegenüber müssen reflektiert werden, da diese in vielen Fällen nicht realistisch sind und sich hierin meist sehr deutlich ebenjene pessimistische und destruktive Denkstrukturen zeigen, die schließlich zur Entwicklung der psychischen Störung des Patienten geführt haben. Doch nicht nur der Therapeut, sondern auch der Patient selbst kann anhand seiner Tagebuchaufzeichnungen die erlebten Situationen und seine dabei empfundenen Gefühle und Gedanken noch einmal Revue passieren lassen und diese gemeinsam mit dem Therapeuten in einer Art Supervision reflektieren. Erreichte Fortschritte sowohl im Verhalten des Patienten als auch subjektive innere "Erfolge" in Form von schrittweisen Veränderungen der eigenen Gedanken- und Gefühlswelt werden in den Sitzungen immer wieder mit dem Therapeuten besprochen. Diejenigen dysfunktionalen Kognitionen des Patienten (bestehend aus Einstellungen, Gefühlen, Gedanken und Überzeugungen etc.), aus denen in oder nach der dokumentierten Situation (bzw. nach der Konfrontation mit dem auslösenden Stimulus oder Reiz) unerwünschte Verhaltensweisen resultieren, werden regelmäßig auf ihre gedanklichen und emotionalen Inhalte bzw. auf mögliche bereits stattgefundene Veränderungen hin "überprüft".

Diese Gespräche in der Anfangsphase des Behandlungsprozesses sollen dem Therapeuten einen umfassenden Überblick über mögliche Ursachen und alle wichtigen Bedingungen und Begleitumstände geben, die im Zusammenhang mit der gegenwärtigen Problematik des Patienten von Bedeutung sind. Ein weiterer Schwerpunkt dieser ersten Phase der Informationsaufnahme ist die von Therapeut und Patient gemeinsam vorgenommene Festlegung der konkreten Ziele und Erwartungen, die der Patient mit der Therapie verbindet; aber auch, was der Therapeut vom Patienten erwartet und in welchem Umfang und in welcher Weise dieser selbst mitwirken muss, um die anfangs definierten Therapieziele zu erreichen.

Als Basis für die anschließende eigentliche Behandlung wird - ebenfalls von Therapeut und Patient gemeinsam - ein sogenanntes Bedingungs- oder Erklärungsmodell erstellt. Dieses individuell an den Patienten angepasste Modell soll dessen psychische Beeinträchtigungen/Störungen verstehen helfen. Hierzu werden die gewonnenen Erkenntnisse bzgl. der Vorgeschichte und des Lernprozesses, der mutmaßlich zu der gegenwärtigen Problematik geführt hat, sowie die derzeitigen Lebensbedingungen vor dem Hintergrund bisheriger und aktueller Erkenntnisse aus der Therapieforschung in einen auch für den Patienten nachvollziehbaren Zusammenhang gebracht. Darauf aufbauend werden das weitere therapeutische Vorgehen geplant, Therapieziele festgelegt und dafür adäquate Methoden und Techniken ausgewählt, mit denen der Patient sich einverstanden erklären muss. Dieser wirkt also von Anfang an selbstverantwortlich an seiner Therapie mit.

Wichtigstes Ziel der gemeinsamen Arbeit ist, Sie in die Lage zu versetzen, letztlich Ihr eigener Therapeut zu werden. Deshalb wird Ihnen alles, was für den Heilungsverlauf wichtig ist, verständlich und nachvollziehbar dargelegt. Ihre Wünsche und Bedürfnisse bestimmen weitgehend die Inhalte und den Ablauf der Behandlung. Andererseits ist es notwendig, dass Sie sich innerhalb und außerhalb der Gespräche – auch wenn es Anstrengung und Überwindung kostet – darauf einlassen, neue Verhaltensmöglichkeiten auszuprobieren und einzuüben.

Das Ziel der Kognitiven Verhaltenstherapie besteht also primär darin, innerhalb und außerhalb der therapeutischen Sitzungen die erforderlichen Lernprozesse beim Patienten in Gang zu setzen. Der Patient soll mithilfe des Therapeuten (aber auch mit der nötigen Eigenmotivation) in die Lage versetzt werden, die eigene – oft gewohnheitsmäßig und unbewusst ablaufenden – Verhaltensmuster, die er womöglich bislang noch nie hinterfragt hatte, zu durchschauen und zu verändern oder zumindest soweit anzupassen, dass seine Lebensqualität und sein seelisches und körperliches Wohlbefinden nicht mehr darunter leiden. Letztendlich soll also der Patient dazu befähigt und darauf vorbereitet werden, auch nach Abschluss der Behandlung in seinem Alltagsleben sein eigener Therapeut zu sein, auch um Rückfälle nach einem Therapieerfolg zu vermeiden. Die individuellen Wünsche und Bedürfnisse sollen weitgehend die Inhalte und den Ablauf des Behandlungsprozesses bestimmen. Dabei ist es, wie bereits erläutert, für das Erreichen der Therapieziele unerlässlich, dass der Patient sowohl während der Sitzungen als auch außerhalb bereit ist und seelisch-emotional in der Lage ist, tatsächlich neue Verhaltensweisen einzuüben und später auch "selbständig" anzuwenden.

So kann auch ein an chronischen Depressionen erkrankter Patient im Laufe der Therapie systematisch lernen, sich gegenüber anderen Menschen selbstsicherer zu verhalten und dadurch innerhalb seines sozialen Lebens oder auch im Berufsalltag befriedigendere Erfahrungen zu machen, die dann wiederum sein Selbstwertgefühl stärken. Ebenso sollen verzerrte Maßstäbe (z. B. unverhältnismäßiger Perfektionismus und Anspruch an sich selbst oder ständige Vergleiche mit anderen Menschen), falsche Wahrnehmungen und Schlussfolgerungen sowie unzutreffende und überkritische Selbstwahrnehmungen, die zu schweren psychischen Störungen führen können, durchbrochen werden, wozu es einer professionellen therapeutischen Herangehensweise bedarf, in die der Patient ebenfalls von Beginn an integriert wird. Schrittweise sollen die in der Therapie neu erworbenen Bewältigungsmöglichkeiten vom Patienten im Alltag angewendet werden sowie auch die Fähigkeit, stressresistenter, selbstbewusster und unter einer weniger starken seelisch-emotionalen Belastung mit Problemen und Konflikten umzugehen. Selbstabwertende überkritische Gedanken oder zu hohe und unrealistische Selbstansprüche, die bislang ein zumindest gewisses Maß an Zufriedenheit des Patienten mit sich selbst und seinem eigenen Leben verhindert haben, werden in ihrer tatsächlichen Bedeutung und Übereinstimmung mit der Realität hinterfragt. Wenn es dem Patienten gelingt, sich den Glaubenssatz *"Nicht die Dinge selbst machen uns unglücklich, sondern die Art und Weise, wie wir sie betrachten"* oder wie es der Stoiker Epiktet formuliert hat *„Nicht die Dinge beunruhigen die Menschen, sondern ihre Meinungen über die Dinge"* zu verinnerlichen und fortan auch dementsprechend seine Herangehensweise an alltägliche Herausforderungen und zwischenmenschliche Probleme zu verändern, dann kann die therapeutische Behandlung als erfolgreich abgeschlossen betrachtet werden. An dieser Stelle der Hinweis auf das weiterführende Buch „Stoizismus heute" von Felix Amhoff.

Psychotherapeutische Techniken und Methoden der Kognitiven Verhaltenstherapie

Auf der Basis der Grundideen und Prinzipien der modernen Kognitiven Verhaltenstherapie wurden seit deren Begründung in den 1960er Jahren verschiedenste psychotherapeutische Methoden und Techniken entwickelt und in die verhaltenstherapeutische Praxis integriert, um der ebenfalls stetig wachsenden Anzahl der behandlungsbedürftigen psychisch/emotionalen Störungen und (psychosomatisch bedingten) körperlichen Erkrankungen mit all ihren individuellen Ausprägungen gerecht zu werden. Je nach der Art und Qualität der jeweiligen Problematik können die verschiedenen Techniken und Verfahren im Rahmen einer verhaltenstherapeutischen Behandlung entweder einzeln oder in Kombination angewendet werden. In diesem Zusammenhang ist die Kognitive Verhaltenstherapie als eine Art Grundmodell im Sinne eines Baukastenprinzips zu verstehen, die - entsprechend ihrem multimodalen Behandlungsansatz - aus verschiedenen Modulen besteht. Aus diesen zur Verfügung stehenden Modulen werden vor jeder Behandlung von Therapeut und Patient gemeinsam die jeweils passenden und erfolgverprechendsten ausgewählt und individuell an die Bedürfnisse des Patienten angepasst und kombiniert.

Im Folgenden soll auf einige der gängigsten und meistverwendeten Techniken und Methoden der Kognitiven Verhaltenstherapie konkreter eingegangen werden.

Schematherapie

Die Schematherapie ist eine Form der Psychotherapie und wurde in den 1990er Jahren vom US-amerikanischen Psychologen und Psychotherapeuten Jeffrey E. Young begründet. Sie wird zur sogenannten „Dritten Welle" in der Entwicklung der Kognitiven Verhaltenstherapie gezählt und ergänzte deren methodisches Repertoire um zahlreiche Elemente der psychodynamischen Konzepte sowie anderer etablierter psychologischer Theorien und Therapieverfahren, darunter die Objektbeziehungstheorie, Hypnotherapie, Gestalttherapie und die Transaktionsanalyse. Im Vergleich zu den anderen kognitiv-verhaltenstherapeutischen Verfahren rückt die Schematherapie erlebnis- und handlungsorientierte Vorgehensweisen und Aspekte noch stärker in den Vordergrund sowie auch die bewusste Gestaltung der persönlichen Beziehung zwischen

Therapeut und Patient. Die Schematherapie wurde konzipiert zur Behandlung chronischer und charakterologischer Aspekte und Symptome psychischer Störungen und wird heute primär zur Therapie chronischer (seelischer) Erkrankungen eingesetzt, darunter chronische Depressionen, lang anhaltende Angst- und Panikstörungen, Persönlichkeitsstörungen (insbesondere Borderline und narzisstische Persönlichkeitsstörungen), Essstörungen und Suchterkrankungen sowie auch bei Paarbehandlungen oder langjährigen Beziehungs- oder Bindungsstörungen.

Die Schematherapie wird also vor allem zur Behandlung von stark ausgeprägten und lang anhaltenden oder chronischen Störungen angewendet, die sich auf Charaktereigenschaften bzw. auf die Persönlichkeit oder deren Entwicklung beziehen.

Die besonders gute therapeutische Wirksamkeit und Effektivität der Schematherapie, auch langfristig nach Abschluss der Therapie, wurde anhand zahlreicher Untersuchungen nachgewiesen; damit gilt sie als eines der erfolgreichsten und nachhaltigsten psychotherapeutischen Verfahren überhaupt. Schematherapeutische Behandlungen werden sowohl im Rahmen ambulanter Psychotherapien als auch während stationärer Aufenthalte in (psychiatrischen oder psychosomatischen) Kliniken angewendet.

Die Schematherapie basiert auf einer Vielzahl verschiedener psychologischer Konzepte und psychotherapeutischer Ansätze, darunter:

- Kognitive Therapie
- Stressverarbeitung
- Verhaltenstherapie
- Gestalttherapie
- Bindungstheorie
- Abwehrmechanismen (Psychoanalyse)
- Transaktionsanalyse (vom US-amerikanischen Psychiater Eric Berne begründet)
- Individualpsychologie
- Klientenzentrierte Psychotherapie

Das meistverbreitete und populärste Konzept der Schematherapie ist vom Schweizer Biologen und Entwicklungspsychologen Jean Piaget entworfen worden, dessen konstruktivistische Erkenntnistheorie ebenfalls auf diesem Schemakonzept basiert (schème d'assimilation). Der theoretische und konzeptionelle Ursprung der modernen Schematherapie ist in der von Aaron T. Beck entwickelten "Kognitiven Therapie für Persönlichkeitsstörungen" zu finden. Die Grundannahme der Schematherapie besteht darin, dass jeder Mensch über bestimmte erlernte Grundschemata verfügt, die hauptsächlich dazu dienen, seine seelischen Grundbedürfnisse zu befriedigen und sein Verhalten in den jeweiligen konkreten Situationen entsprechend zu steuern, um dieses Ziel zu erreichen. Diese Grundschemata können sich sowohl auf den Betroffenen selbst (Selbstschemata) als auch auf seine Beziehungen zu anderen Menschen (Beziehungsschemata) beziehen. Sie werden im Laufe der Kindheit, Jugend und des weiteren Lebens erworben und enthalten eine Vielzahl weitgesteckter Muster bestehend aus Emotionen, Erinnerungen, Kognitionen und Körperempfindungen. In jedem Falle wirken sich Schemata und die daraus resultierenden Verhaltensweisen ungünstig auf das Leben des Betroffenen aus; noch problematischer wird es dann, wenn diese mit der "eigentlichen" Persönlichkeit eines Menschen unvereinbar sind und dieser gerne anders fühlen, denken, oder sich verhalten würde, als er es tatsächlich tut. Derartige problematische Schemata bzw. die mit ihnen einhergehenden Emotionen, Kognitionen etc. können der Persönlichkeit bzw. deren Entwicklung im Extremfall sogar so konträr entgegenstehen oder ihr hinderlich sein (also ich-dyston sein = nicht zum Ich gehörend), dass es zu schwersten inneren Persönlichkeitskonflikten bis hin zu Persönlichkeitsstörungen kommen kann. Häufig steckt der Betroffene jedoch fest in einer scheinbar endlosen Spirale aus vertrauten und routinierten Verhaltensweisen, mitunter sogar kurzfristigen Erfolgen und dafür aber langfristigen

Misserfolgen, aus der er ohne verhaltenstherapeutische Hilfe kaum entkommen kann.

Der in der Schematherapie verwendete Schemabegriff muss jedoch abgegrenzt werden vom tiefenpsychologischen Begriff des "Konfliktschemas". „Konfliktschema“ ist in der Psychodynamischen Psychotherapie beheimatet, bei welcher im Gegensatz zum stabilen innerpsychischen Schema der Schematherapie kein stabiles inneres Konfliktmuster vorliegt, wie es typischerweise bei sogenannten strukturellen Störungen vorliegt.

Jeffrey Young bezeichnet diese in der Kindheit oder in jungen Jahren erworbenen hinderlichen und problematischen Schemata als "frühe maladaptive Schemata" (Early Maladaptive Schemas).

Bei einem frühen maladaptiven Schema handelt es sich demnach um:

- ein umfassendes weitgestecktes Muster oder Thema
- welches aus Kognitionen, Emotionen, Erinnerungen und Körperempfindungen besteht
- die sich sowohl auf die eigene Person als auch auf die Mitmenschen und zwischenmenschliche Kontakte beziehen

- ein bestimmtes Muster, das im Laufe der Kindheit und/oder Jugend entstanden ist
- welches im weiteren Verlauf des Lebens noch stärker ausgeprägt wurde und sich dabei zunehmend verfestigt hat
- und das stark dysfunktional ist und zu intrapsychischen Konflikten führt.

Weiterhin beschreibt Jeffrey Young insgesamt 18 maladaptive Schemata, die grob in fünf Gruppen ungterteilt werden können:

- Abgetrenntheit und Ablehnung: Hierzu zählen die Schemata "Verlassenheit/Instabilität", "Misstrauen, Missbrauch oder Misshandlung", "emotionale Entbehrung", "Unzulänglichkeit und Scham" sowie "soziale Isolierung und Entfremdung"
- Beeinträchtigung von Autonomie und Leistung: Dazu gehören die Schemata "Abhängigkeit/Inkompetenz", "Anfälligkeit für Verletzungen oder Krankheiten", "unterentwickeltes Selbst/Verstrickung" sowie "Versagen"
- Beeinträchtigung beim Umgang mit Begrenzungen: Zu diesem Bereich zählen die

Schemata "Anspruchshaltung und Grandiosität" sowie "unzureichende Selbstkontrolle"

- Fremdbezogenheit und Angepasstheit: Hierbei handelt es sich um die Schemata "Unterwerfung", "Selbstaufopferung" sowie "Streben nach Zustimmung und Anerkennung"
- Übertriebene Wachsamkeit und Gehemmtheit: Dieser Bereich umfasst die Schemata "Negativität und Pessimismus", "emotionale Gehemmtheit", "übertriebene Standards und übertrieben kritische Haltung" sowie "Bestrafungsneigung"

Aus solchen dysfunktionalen Schemata resultieren früher oder später problematische und konfliktverursachende oder -verstärkende Verhaltensweisen, die jedoch als Folgen bzw. Reaktionen auf ein Schema zu verstehen sind, nicht etwa als ein Teil dessen.

Viele Schemata werden bereits in der frühen Kindheit erlernt und dienen, wie bereits erläutert, vor allem dazu, die wichtigsten seelischen und emotionalen Bedürfnisse zu befriedigen bzw. durch andere Menschen befriedigen zu lassen wie etwa das (kindliche) Bedürfnis nach sicheren Bindungen, zugewandten und verlässlichen Bezugspersonen, das Bedürfnis nach einem harmonischen und stabilen Elternhaus, nach zufriedenstellenden zwischenmenschlichen Beziehungen und Freundschaften, später auch nach Liebesbeziehungen sowie die Bedürfnisse nach Autonomie, Kontrolle, Kompetenz und Unabhängigkeit, Spontanität und Spiel, oder auch nach Anerkennung und dem Gefühl, akzeptiert und gemocht zu werden und seine Gefühle und Bedürfnisse ausdrücken zu können bzw. zu dürfen. Hierbei handelt es sich um menschliche Grundbedürfnisse, nach deren Befriedigung jeder Mensch (bewusst oder unbewusst) strebt. Um dies (nicht nur in der Kindheit, sondern auch im weiteren Verlauf des Lebens) zu erreichen, entwickelt jeder Mensch bestimmte Verhaltensweisen, die er fortan mehr oder weniger konsequent und routiniert einsetzt. Wurden diese seelischen und emotionalen (teilweise auch körperlichen) Grundbedürfnisse in der frühen Kindheit nur unzureichend oder gar nicht befriedigt, entstehen zumeist ungünstige Schemata (frühe maladaptive Schemata), die sich auf lange Sicht gesehen negativ auf das Leben des Betroffenen und dessen Beziehungen zu anderen Menschen auswirken können. Typisch für solch erlernte ungünstige Schemata ist auch, dass sie zumeist sehr starr und unflexibel sind und die damit einhergehenden Verhaltensweisen entsprechend kaum an die jeweiligen konkreten Situationen angepasst werden. Somit besteht die Gefahr, dass der Betroffene immer wieder "über das Ziel hinausschießt", was aber in der Regel sozial nicht erwünscht ist und zudem stagniert er innerlich, entwickelt sich seelisch und emotional nicht weiter und steckt schließlich (bei fehlender psychotherapeutischer Behandlung) sein gesamtes Erwachsenenleben hindurch immer in der Rolle des "inneren Kindes" fest, welches auf der Suche nach der Befriedigung seiner kindlichen Bedürfnisse ist und keine Verantwortung für sich selbst übernehmen kann. Ferner sind seine durch einschneidende und traumatische Erfahrungen und Erlebnisse entstandenen Schemata dem Betroffenen so vertraut und die entsprechenden Verhaltensmuster so routiniert, dass sie sich für ihn subjektiv "richtig" und alternativlos anfühlen und er diese deshalb gar nicht erst in Frage stellt, geschweige denn sie von sich aus zu ändern versucht. Eine psychotherapeutische Intervention ist in einem solchen Fall fast immer ratsam, was aber vom Betroffenen selbst auch erst einmal erkannt werden muss.

Da sich die meisten Betroffenen dieses Dilemmas aber nicht bewusst sind, es leugnen, verdrängen, nicht hinterfragen oder nicht wahrhaben wollen und sich zudem nicht in psychotherapeutische Behandlung begeben, werden trotz ihrer offensichtlichen und langfristigen Nachteile und Schwierigkeiten die jeweiligen Schemata im weiteren Verlauf des

Lebens konsequent aufrechterhalten, weil die daraus folgenden Bewältigungsstrategien nicht immer nur Nachteile mit sich bringen, sondern häufig auch kurzfristige Vorteile, etwa im Sinne einer schnellen, wenn auch nicht nachhaltigen Bedürfnisbefriedigung.

Die aus den dysfunktionalen und meist unbewussten Schemata resultierenden Verhaltensmuster stehen außerdem im intrapsychischen Konflikt mit der eigenen "gewünschten" Persönlichkeit und/oder führen zu sozialen Problemen, Schwierigkeiten mit anderen Menschen, in der Partnerschaft (bzw. überhaupt einen Partner zu finden) oder im Berufsleben, da es sich dabei in der Regel um Schemata handelt, die mit den gesellschaftlichen Normen kollidieren oder in sonstiger Weise sozial oder persönlich für andere Menschen inakzeptabel sind. Dysfunktionale Schemata hindern den Betroffenen also an einer befriedigenden Lebensgestaltung bzw. am Erreichen seiner erklärten Lebensziele und beeinträchtigen darüber hinaus seine zwischenmenschlichen Beziehungen.

Das konkrete Ziel einer Schematherapie besteht nun darin, in einem ersten Schritt solche ungünstigen Erlebens- und Verhaltensmuster, die im Laufe des Lebens entstanden sind und sich verselbständigt haben, als solche zu erkennen und dem Patienten zugänglich bzw. bewusst zu machen. Dabei sollte der Therapeut anerkennen, dass das bislang praktizierte Verhaltensmuster des Patienten für diesen die einzige (oft verzweifelte oder vermeintlich alternativlose) Möglichkeit war, seine Bedürfnisse zu befriedigen oder sich seinen Mitmenschen mitzuteilen.

Der Patient erarbeitet, gemeinsam mit dem Therapeuten, rückblickend diejenigen Situationen seines Lebens, in denen er sehr starke negative Gefühle (Enttäuschung, Angst, Eifersucht, Scham, Schuldgefühle, Neid, Verlassenheitsgefühle, Einsamkeit etc.) empfunden hat. Denn auch, wenn es sich innerhalb der jeweiligen Situationen für den Patienten meist so anfühlt, so sind es doch in der Regel nicht die Situationen selbst, die seine starken negativen Gefühle auslösen, sondern vielmehr vorangegangene (Kindheits-)Erfahrungen, infolge derer die entsprechenden dysfunktionalen Schemata aktiviert wurden und die dann auch im weiteren Verlauf des Lebens immer in den entsprechenden Situationen ebendiese negativen Gefühlsassoziationen hervorrufen.

So kann ein Patient etwa die für ihn prägende und traumatische Erfahrung gemacht haben, dass seine Eltern ihn als Kind emotional vernachlässigten und sich ihm gegenüber abweisend und desinteressiert verhielten und somit sein Grundbedürfnis nach Nähe, Zuwendung und Anerkennung nicht befriedigt wurde. Aus diesem Grunde bemühte er sich stets, Aufgaben möglichst gut zu erfüllen und sich immer den Wünschen und Vorstellungen seiner Eltern entsprechend zu verhalten, um von diesen die ersehnte Anerkennung und Zuneigung zu bekommen. Da er als Kind oder Jugendlicher mit diesem Verhaltensmuster mehr oder weniger erfolgreich war und er damit sein Ziel, nämlich die Befriedigung seiner emotionalen Grundbedürfnisse, immer wieder kurzfristig erreichen konnte, verfestigt sich im weiteren Verlauf seines Lebens dieses Verhaltensmuster, alles möglichst gut machen zu müssen und sich immer und überall angepasst und gefällig zu verhalten, um Zuneigung und Anerkennung zu erhalten. Es liegt auf der Hand, dass ein derartiges Verhaltensmuster für den Patienten auf Dauer eher kontraproduktiv ist bzw. sogar massiv sein Selbstwertgefühl und seine seelische Gesundheit beeinträchtigen kann und er sich früher oder später von seinem starken Wunsch nach Anerkennung und Gefallenwollen lösen muss.

Ähnlich (allerdings ins gegenteilige Extrem verlaufend) verhält es sich bei einem Menschen, dessen Grundbedürfnis nach Autonomie und/oder Kontrolle in seiner Kindheit nicht hinreichend erfüllt wurde, indem er zuviel elterliche Fürsorge erhielt, ihm alle Aufgaben abgenommen wurden und er so in der Entwicklung seiner Selbständigkeit und Unabhängigkeit behindert wurde. Hieraus entsteht ein Abhängigkeits-Schema, welches dazu führen kann, dass er auch später in seinem Erwachsenenleben sich selbst viele Aufgaben nicht zutraut bzw. sich inkompetent und unfähig fühlt, sich nicht aus der Abhängigkeit von seinen Eltern (oder anderen Menschen) befreien kann, unselbständig bleibt, sich stets unterordnet und tatsächlich selbst alltägliche Herausforderungen und Probleme nicht alleine bewältigen kann; oder aber - im Gegenteil - dass er als Erwachsener ein extrem ausgeprägtes Autonomiebestreben entwickelt, aus Angst vor weiteren Abhängigkeiten keine (Liebes-)Beziehungen oder engen Freundschaften eingehen kann, immer und überall die Kontrolle behalten will, sich z. B. im Berufsleben nicht anpassen oder unterordnen kann oder stets andere Menschen zu bevormunden oder zu kontrollieren versucht.

Ein Erwachsener, der sich als Kind oft einsam und von seinen Eltern verlassen gefühlt hat, wird mit hoher Wahrscheinlichkeit ein Verlassenheits-Schema entwickeln, welches sich in einer ständigen (unterschwelligen) Angst vor dem wiederholten Gefühl des Verlassenwerdens äußert, etwa durch Partner, Freunde oder weiterhin durch die eigenen Eltern. In der Folge klammern sich Betroffene mit einem solchen Verlassenheits-Schema besonders stark an nahestehende Menschen; meist mit dem Resultat, dass diese sich eingeengt oder ungewollt verantwortlich fühlen und früher oder später aus der Beziehung flüchten, was dann wiederum die Angst des Betroffenen vor dem Verlassenwerden bestätigt und verstärkt und somit in eine Art Teufelskreis aus destruktiven Verhaltensweisen, unbewusster Selbst-Sabotage und sich selbst erfüllenden Prophezeiungen mündet.

Wenn jemand als Kind von seinen Eltern oder anderen engen Bezugspersonen finanziell/materiell übermäßig verwöhnt wurde, ihm diebezüglich kaum Grenzen gesetzt wurden und er alle materiellen Dinge stets sofort bekam, die er haben wollte (auch um z. B. mögliche Defizite in anderen Bereichen zu kompensieren, beispielsweise wenn die Eltern sich zu wenig Zeit für ihr Kind nehmen, ihm zu wenig körperliche oder emotionale Zuwendung schenken oder seine Geschwisterkinder bevorzugen), so wird er sehr wahrscheinlich später als Erwachsener das Schema einer unangemessenen (materiellen oder auch anderweitigen) Anspruchshaltung entwickeln. Er wird dann auch als Erwachsener ständig das starke Bedürfnis haben, immer alles sofort bekommen zu müssen, was er sich wünscht, und dies notfalls auch rücksichtslos gegenüber anderen Menschen durchzusetzen. Gelingt ihm dies nicht, so wird er schnell das Gefühl haben, zu kurz zu kommen und dementsprechend wütend und aggressiv reagieren. Dass ein solches Verhalten weder im privaten noch im beruflichen Kontext akzeptiert wird und der Betroffene sich damit schnell unbeliebt macht und ins soziale Abseits manövriert, liegt auf der Hand.

Dies sind nur einige Beispiele von Schemata, deren Entstehung in den jeweiligen Erlebnissen und Erfahrungen aus der (frühen) Kindheit begründet liegen und die sich alle mehr oder weniger ungünstig auf den weiteren Lebensverlauf auswirken, auch und vor allem weil sie zumeist jeden Bereich des Lebens betreffen (Beruf, Partnerschaft, Freundschaften und soziale Beziehungen, das Verhältnis zu den eigenen Eltern als Erwachsener etc.). Im Idealfall realisiert und "durchschaut" der Patient seine eigenen Schemata und deren Entstehungsgeschichte, d. h. begreift auf rationaler und auch auf emotionaler Ebene, wann, wie und warum er diese Schemata entwickelt hat, also die Zusammenhänge zwischen seinen Kindheitserfahrungen und -erlebnissen und seinem Gefühlsleben und Verhalten als Erwachsener. Diese Zusammenhänge sind in einigen Fällen mehr oder weniger offensichtlich; häufig muss der Patient aber auch lange in seinem "Fundus" von Kindheitserinnerungen suchen und sich längst vergessene oder verdrängte Erfahrungen vergegenwärtigen, um die Ursachen für die Entstehung seiner Schemata als solche zu identifizieren. Auf diese Weise lernt der Patient allmählich zu verstehen, dass all seine ungünstigen und meist sehr problematischen Schemata das Produkt seiner früheren Erfahrungen sind bzw. im Kontext seiner Lebensgeschichte entstanden sind und sich im Laufe der Jahre verselbständigt und gefestigt haben.

Anschließend sollen diese ungünstigen Schemata und die daraus entstandenen Verhaltensmuster im therapeutischen Diskurs kritisch hinterfragt bzw. auf ihre Angemessenheit hin geprüft und mithilfe verschiedener Techniken so weit abgeschwächt oder dahingehend aktiv verändert werden, dass der Patient lernt, seine Gefühle sowie sein Verhalten bewusst so zu steuern und zu kanalisieren, dass seine emotionalen und seelischen Grundbedürfnisse auf eine konstruktivere, positivere und weniger konfliktträchtige Art und Weise befriedigt werden können. Das "ewige innere Kind" soll so besiegt und der Modus des "gesunden, emotional reifen und autarken Erwachsenen" gestärkt werden, was eben auch beinhaltet, die eigenen seelischen Grundbedürfnisse auf eine erwachsene Art zu befriedigen bzw. deren Berücksichtigung und Befriedigung von anderen Menschen einzufordern. Dies bedeutet, dass der Patient fortan ein adäquates Maß an

Verantwortung übernimmt für sich selbst, sein Gefühlsleben bzw. seinen Umgang mit diesem sowie für sein Verhalten anderen Menschen und sich selbst gegenüber. Gegen Ende der Therapie sollen die erlernten Verhaltensweisen zunehmend in das Alltagsleben des Patienten integriert und aktiv angewendet werden; darüber hinaus wird der Patient vom Therapeuten darauf vorbereitet, dass gelegentliche Rückfälle in alte Verhaltensmuster möglich sind und wie diese gegebenenfalls vermieden werden können bzw. wie der Patient mit ihnen umgehen sollte, falls sie sich nicht vermeiden lassen.

Rational-Emotive Verhaltenstherapie

Die Rational-Emotive Verhaltenstherapie (kurz REVT) ist das älteste und erste kognitiv-verhaltenstherapeutische Verfahren und gilt seit jeher als deren Pionieransatz. Zusammen mit der von Aaron T. Beck begründeten Kognitiven Therapie stellt sie heute eine wichtige Grundlage der modernen Kognitiven Verhaltenstherapie dar. Die Rational-Emotive Verhaltenstherapie wurde im Jahre 1955 vom US-amerikanischen Psychologen und Psychotherapeuten Albert Ellis begründet sowie erstmals als therapeutisches Verfahren eingesetzt und führte etwa zehn Jahre später zur sogenannten "Kognitiven Wende" in der Verhaltenstherapie (auch als "Zweite Welle" bezeichnet). Sie ist sehr explizit philosophisch orientiert und geprägt, was ein besonders chrakteristisches Alleinstellungsmerkmal der Rational-Emotiven Verhaltenstherapie gegenüber allen anderen Verfahren der Kognitiven Verhaltenstherapie darstellt, ebenso wie ihr originäres Konzept der Selbst- und Fremdakzeptanz. Ihr psychotherapeutischer Ansatz ist sowohl ganzheitlich und humanistisch als auch handlungsorientiert sowie integrativ, aktiv-direktiv und empirisch fundiert. Der Fokus und das Ziel einer Rational-Emotiven Verhaltenstherapie bestehen in der bestmöglichen Lösung emotionaler Probleme und Verhaltensweisen sowie in der Förderung des emotionalen Wachstums des Patienten, der ermutigt werden soll, seine Gefühle bewusst zu erleben und auszdrücken und auf diese Weise zu einem zufriedeneren und erfüllteren Leben zu gelangen, wobei der ganzheitliche Ansatz bzw. die Zusammenhänge zwischen Denken, Fühlen und Handeln im Vordergrund stehen. Es handelt sich also um eine emotionsfokussierte und erlebnisorientierte Form der Psychotherapie, was auch an den Bezeichnungen *rational* und *emotiv* deutlich wird.

Als grundlegende Basis für die Entwicklung der Rational-Emotiven Verhaltenstherapie diente ihrem

Begründer Albert Ellis die sogenannte ABC-Theorie psychischer Störungen. Dabei steht das A für *activating event oder adversity* (= unerwünschtes Ereignis, Widrigkeit), das B für *beliefs oder belief systems* (bewusste oder unbewusste Überzeugungen, Bewertungsmuster, Lebensregeln und Einstellungen), und das C für *(emotional/behavioral) consequences*, die sich alle wechselseitig stark beeinflussen. So wird ein unerwünschtes (äußeres oder innerpsychisches) Ereignis (A) oder eine bestimmte Situation bewertet anhand der jeweiligen Überzeugungen und Einstellungen (B), die innerhalb dieser Situation aktiviert werden. Erst diese Bewertungen (sogenannte hot cognitions) von Ereignissen ziehen als Konsequenz (C) die jeweiligen Reaktionen und Verhaltensweisen nach sich.

Albert Ellis zufolge ist die Disposition zu irrationalem Denken genetisch bedingt und einigen Menschen angeboren. Diese sogenannte kognitive Vulnerabilität führt dazu, dass in aktuell belastenden Lebenssituationen und bei unangenehmen Ereignissen solche irrationalen Bewertungsmuster aktiviert werden. Diese sollen innerhalb einer Rational-Emotiven Verhaltenstherapie identifiziert, kritisch hinterfragt und schließlich verändert werden, etwa mithilfe der Methode des sogenannten Sokratischen Dialogs.

Darüber hinaus ist die Überwindung bzw. aktive Veränderung der sogenannten irrationalen Überzeugungen eines der grundlegenden Therapieziele der Rational-Emotiven Verhaltenstherapie. Nach Albert Ellis´ Auffassung sind es ebendiese irrationalen Überzeugungen bzw. Bewertungsmuster *(irrational beliefs)*, die aufgrund einer bestimmten Situation aktiviert werden und längerfristig gesehen zu emotionalen Störungen führen können, d. h. zu intensiven und/oder unangemessen langanhaltenden negativen Gefühlen, die wiederum dysfunktionale und destruktive Verhaltensweisen verursachen. In der Rational-Emotiven Verhaltenstherapie werden vor allem solche Überzeugungen als irrational betrachtet, die antiempirisch, selbstschädigend, unlogisch, subjetiv belastend, in irgendeiner Weise extrem oder rigide sind oder die eigenen Lebensziele ungewollt sabotieren.

Die von Albert Ellis beschriebenen irrationalen Überzeugungen können in vier verschiedene Grundkategorien unterteilt werden:

- **Absolute Forderungen:** Wünsche, Träume; Vorstellungen und Zukunftsvisionen werden wie absolute und alternativlose Forderungen formuliert ("Ich muss...", "Andere Menschen müssen...", "Die Welt muss..." etc.

Daraus entstehen drei weitere Überzeugungen:

- **Globale negative Selbst- und Fremdbewertungen**, d. h. statt einzelner Eigenschaften oder Verhaltensweisen wird gleich die ganze Person insgesamt abgewertet und degradiert ("Ich bin nutzlos/kann überhaupt nicht/bin ein Verlierer...", "Der andere ist eine Niete, ein Versager..." etc.)
- **Katastrophisieren:** Unerwünschte und unangenehme Ereignisse, Situationen oder Umstände werden extrem überbewertet und Weltuntergangsszenarien befürchtet und phantasiert ("Es wäre schrecklich, eine absolute Katastrophe, wenn..." etc.)
- **Niedrige Frustrationstoleranz:** die Überzeugung, negative Ereignisse nicht aushalten zu können oder daran zu zerbrechen ("Ich könnte es nicht ertragen, mein Leben wäre sinnlos, wenn..." etc.)

Bleiben diese irrationalen Überzeugungen als solche unerkannt oder unentdeckt, so führen sie dann mit einer hohen Wahrscheinlichkeit zu einer Entwicklung "ungesunder negativer Emotionen" wie etwa Angst, Depressionen, Kränkungsgefühlen, Scham, Wut, ungesunde Eifersucht, ungesunder Neid oder Schuldgefühlen. Im Gegensatz dazu führen rationale Überzeugungen zwar auch zu negativen, aber gesunden Emotionen und Verhaltensweisen, die in der Regel ebenfalls unangenehm, dafür aber zielführend und hilfreich sind wie etwa Besorgnis, Verdruss, Bedauern, Enttäuschung, Trauer oder gesunde Eifersucht. Diese negativen Emotionen werden in der Rational-Emotiven Verhaltenstherapie deshalb als "gesund" angesehen, weil sie einen positiven und konstruktiven Umgang mit unerwünschten Ereignissen und schwierigen Situationen fördern und eine Motivationshilfe darstellen, Dinge zu ändern, die änderbar sind sowie Dinge zu akzeptieren, die nicht änderbar sind, jedoch ohne daran zu verzweifeln, sondern jetzt erst recht offen zu sein für neue positive Erfahrungen.

Zudem geht die sogenannte binäre Emotionstheorie der Rational-Emotiven Verhaltenstherapie davon aus, dass im Wesentlichen nicht die Quantität (also die Intensität), sondern vielmehr die Qualität der ungesunden negativen Emotionen *(Unhealthy Negative Emotions = UNE)* bestimmbar ist. Auch bei dieser Auffassung handelt es sich um ein Alleinstellungsmerkmal der Rational-Emotiven Verhaltenstherapie gegenüber den anderen kognitiv-verhaltenstherapeutischen Verfahren, insbesondere der Kognitiven Therapie nach Aaron T. Beck. Gesunde negative Emotionen wie Trauer oder Besorgnis sind also dem binären Emotionsmodell der Rational-Emotiven Verhaltenstherapie zufolge gegenüber den ungesunden negativen Emotionen wie etwa Depression und Panik als jeweils qualitativ unterschiedliche Emotionen anzusehen, wohingegen nach dem unitären Emotionsmodell der anderen verhaltenstherapeutischen Verfahren z. B. Trauer und Depressivität lediglich quantitativ zu unterscheiden sind. Wohingegen beim binären Emotionsmodell das Therapieziel einer Rational-Emotiven Verhaltenstherapie darin besteht, ungesunde negative Emotionen wie etwa Angst oder Depression nicht einfach nur zu reduzieren oder vollständig zu eliminieren, sondern vielmehr diese umzuwandeln in gesunde negative Emotionen *(Healthy Negative Emotions = HNE)* wie z. B. Besorgnis oder Trauer. Im Idealfall wird dem Patienten so zu einer rationaleren Lebensanschauung und Weltsicht verholfen, die ihn in die Lage versetzen, in Zukunft mit Problemen und schwierigen Situationen angemessen und konstruktiv umzugehen.

Die Rational-Emotive Verhaltenstherapie kann zur Behandlung einer Vielzahl psychischer und psychosomatischer Störungen wie z. B. Depressionen oder Angststörungen eingesetzt werden. Dabei stehen die Selbst- und Fremdwahrnehmung im Vordergrund; diese werden im Rahmen der Therapie genau hinterfragt und daraufhin überprüft, inwieweit die eigenen (bewussten oder unbewussten) Überzeugungen und Bewertungsmuster dem Selbstwertgefühl dienen oder schaden. Der Patient kann auf diese Weise lernen, sich selbst und seine eigene Lebensweise mitsamt den sich daraus ergebenden (unerwünschten) Ereignissen und Lebensumständen zu akzeptieren oder alternativ dazu ermuntert werden, proaktiv das eigene Leben zu verändern, dies aber auf der Basis einer positiven, anpackenden, optimistischen und nicht (selbst-)anklagenden Lebensanschauung. Der Fokus soll also darauf liegen, dem Patienten aufzuzeigen und ihn davon zu überzeugen, dass sein Leben nicht vom Schicksal vorbestimmt ist, sondern er aus eigener Kraft bestimmte Veränderungen vornehmen kann und seinen Problemen und teilweise widrigen Lebensumständen nicht hilflos ausgeliefert ist.

Aus dieser theoretischen Grundlage und deren Implementierung in die kognitiv-verhaltenstherapeutische Arbeit entstand der Begriff der Negativen Triade, derzufolge der Patient zu negativen Ansichten und kognitiven Fehleinstellungen neigt, die sich sowohl auf ihn selbst als auch auf seine Umwelt und auf seine persönliche Zukunft beziehen können und die sich z. B. in willkürlichen Schlussfolgerungen, Übergeneralisierungen, selektiver Abstraktion, Über- und Untertreibungen sowie in dysfunktionalen Bewertungsmustern wie etwa unwillkürliche Katastrophisierung, Muss-Denken oder in der pauschalen Ver- und Beurteilung anderer Menschen äußern.

Aus der Perspektive der Attributionstheorie deutet diese Triade auf eine interne, globale und stabile Einstellung betroffener Menschen gegenüber sich selbst, anderen Menschen, äußeren Umständen, der Zukunft etc. hin. Wankelmütig, unberechenbar oder sprunghaft in seiner Welt- und Lebensanschauung ist ein solcher Patient also in der Regel nicht, dafür aber meist sehr festgefahren sowie mental und emotional unflexibel. Ebendiese Attributionen zu ändern, ist das Ziel der Rational-Emotiven Verhaltenstherapie.

Soziale-Fertigkeiten-Training

Das Soziale-Fertigkeiten-Training oder auch "Training sozialer Kompetenzen" umfasst verschiedene verhaltenstherapeutische Verfahren zur systematischen Verbesserung der sozialen/zwischenmenschlichen Kompetenzen mithilfe standardisierter Trainingsmethoden. Diese können etwa bei psychiatrischen Patienten oder bei Strafgefangenen eingesetzt werden, aber auch anderen Menschen, deren soziale Fähigkeiten eingeschränkt sind oder die im Umgang mit anderen Menschen generell unsicher und extrem zurückhaltend sind. Zudem findet es Anwendung in der sozialen (Gruppen-)arbeit sowie in der Organisationspsychologie zur Verbesserung der Teamfähigkeit und anderer Kompetenzen, die im gesellschaftlichen und im Berufsleben benötigt werden.

Bereits im Jahre 1949 entwickelte der US-amerikanische Psychologe Andrew Salter, der auch als Begründer der sogenannten Konditionierten Reflextherapie - einer frühen Form der Verhaltenstherapie - gilt, ein *Expressive Training* zum Abbau sozialer Ängste und zum Erlernen von Selbstsicherheit.

Dieses Training besteht aus dem Erlernen einer Reihe von konstruktiven Verhaltensweisen sowie kommunikativen und sozialen Kompetenzen wie etwa:

- Erkennen eigener sowie fremder Gefühle
- Innere Abgrenzung
- Fähigkeit zu expliziten und angemessenen Äußerungen der eigenen Emotionen und Bedürfnisse
- Fähigkeit zur mimischen wie auch gestischen Darstellung dieser Emotionen

- Explizites Formulieren empfundener zwischenmenschlicher Differenzen
- Entwicklung eines konstruktiven Konfliktverhaltens
- Einstehen für sich selbst bei erlebter Ungerechtigkeit
- Fähigkeit zur Annahme von Lob durch andere Menschen sowie zum Selbstlob und zur Anerkennung eigener Leistungen
- Fähigkeit zu Improvisation und Flexibilität durch aktives, selbstbestimmtes und spontanes Handeln

Auf den Grundlagen und Inhalten dieses *Expressive Trainings* basiert auch das heutige moderne Training sozialer Kompetenzen. Hierbei werden zunächst die jeweiligen Kompetenzdefizite bzw. deren Ursachen analysiert, wobei zwischen situationsbezogenen und biographischen Ursachen unterschieden wird. Zu den situationsbezogenen Ursachen gehören z. B. situationsbedingte akute Überforderung, eine ungünstige kognitive und/oder emotionale Verarbeitung sowie entsprechende ungünstige Verhaltensweisen und Verhaltenskonsequenzen. Als biographische Ursachen zählen etwa soziale Überforderung (durch äußere Umstände oder Selbstrepräsentation), Verhaltensdefizite und inkompetente oder ungünstige Verhaltensgewohnheiten sowie erworbene soziale Ängste und dysfunktionale Überzeugungen.

Zu den standardisierten Trainingsmethoden, die je nach Zielsetzung, Kontext, Anwendungsgebiet oder Zielgruppe unterschiedlich eingesetzt und auch miteinander kombiniert werden können, gehören z. B. das *Personal Effectiveness Training*, das Selbstsicherheitstraining, das Verhaltenstraining zum Aufbau sozialer Kompetenz, das Gruppentraining sozialer Kompetenzen, die Mediatorenausbildung im Strafvollzug, das Social-Skill-Training für Helferberufe sowie das Social-Skill-Training für psychiatrische Patienten.

VERHALTENSTHERAPEUTISCHE FAMILIENTHERAPIE

Familientherapie als selbständige Therapieform wurde in den 1950er Jahren hauptsächlich in den USA entwickelt, wobei die Psychotherapeutin Virginia Satir als ihre wichtigste Begründerin gilt. Es hatte sich bereits die Erkenntnis durchgesetzt, dass viele - vermeintlich individuelle - psychische, emotionale oder auch körperliche Probleme und Erkrankungen von Einzelpersonen im Kontext des jeweiligen sozialen und insbesondere familiären Umfelds betrachtet werden müssen, da dieses einen maßgeblichen Einfluss auf die Gesundheit, die psychische Entwicklung und auf das allgemeine Wohlbefinden eines Menschen hat. Somit begannen Psychotherapeuten im Sinne der Pionierin der Familientherapie Virginia Satir, nicht nur den Patienten selbst, sondern nach Möglichkeit dessen gesamte Familie in die Beratung oder die Psychotherapie einzubinden.

Aus der zu diesem Zeitpunkt noch relativ neuen Familientherapie entwickelte sich bald die sogenannte Systemische Therapie als eine eigene Therapierichtung. Diese Systemische Therapie ist zwar an keine bestimmte Therapieform gebunden, kann also z. B. sowohl tiefenpsychologisch als auch verhaltenstherapeutisch orientiert sein; am besten und häufigsten nachgewiesen ist aber die Wirksamkeit kognitiv-behavioraler Ansätze der Familientherapie. Ganz im Sinne des Behaviorismus konzentriert sich die Familientherapie auf das Verhalten der verschiedenen Familienmitglieder, verwendet dabei kognitive Methoden (z. B. kognitive Umstrukturierung) und berücksichtigt dabei auch systemische Zusammenhänge (also die Familie als selbständiges und in sich geschlossenes System, mit eigenen Mechanismen, Strukturen und Dynamiken).

In der Systemischen Familientherapie wird die psychische Störung oder (psychosomatische) Erkrankung eines Menschen weniger als zufällig entstandenes und rein individuelles Problem betrachtet, sondern vielmehr als Symptom eines kranken oder dysfunktionalen Systems, in diesem Falle des Familiensystems, in dem der Patient sich gegenwärtig befindet oder aber früher einmal befunden hat und aufgewachsen ist, d. h. in seinem Elternhaus bzw. in seiner Ursprungsfamilie. Wichtig in diesem Zusammenhang ist vor allem die Art und Weise, wie die einzelnen Familienmitglieder die jeweilige Situation und die anderen Personen einschätzen, wahrnehmen und bewerten. In der Familientherapie sollen alle teilnehmenden Personen dazu angeregt und ermutigt werden, ihre bisherigen Beobachtungen und Bewertungen kritisch zu hinterfragen und zudem auch andere Sichtweisen (insbesondere die der anderen Familienmitglieder) einzunehmen. Mithilfe eines solchen Perspektivwechsels können z. B. gegenseitige Schuldzuweisungen, unangemessene Erwartungen oder verhärtete Fronten sukzessive aufgeweicht und somit auch festgefahrene Familienprobleme gelöst werden.

Für die Behandlung eines zunächst einzelnen Patienten bezieht die Familientherapie möglichst alle Personen mit ein, die für den Heilungsprozess wichtig sein könnten, was natürlich die Bereitschaft und Mitarbeit aller dieser Personen voraussetzt. Wenn eine Familientherapie erfolgreich sein soll, müssen alle Familienmitglieder, die dabei für den Patienten eine Rolle spielen, freiwillig daran mitwirken. Die Familientherapie ist also ein eigenständiges und sehr effektives Verfahren innerhalb der Kognitiven Verhaltenstherapie, welches möglichst die gesamte Familie bei der Lösung psychischer Probleme eines einzelnen Familienmitglieds oder in die Bewältigung dysfunktionaler und problematischer Familiendynamiken miteinbezieht. Im besten Falle sind an der Therapie alle Personen beteiligt, die für den Heilungsprozess des Patienten wichtig sein könnten. Denn auch seelisch-emotionale oder körperliche/psychosomatische Störungen, die auf den ersten Blick nur ein einzelnes Familienmitglied zu betreffen scheinen, haben ihre Ursache häufig in offenen oder auch unterschwelligen und bereits lange schwelenden Konflikten innerhalb der Familie oder aber werden durch diese zusätzlich verstärkt. Das Ziel der kognitiv-verhaltenstherapeutischen Familientherapie besteht unter anderem darin, diese (Familien-)Konflikte als solche zu erkennen und gemeinsam als Familie zu lösen, wobei ein offener und respektvoller Umgang miteinander im Vordergrund steht und explizit gefördert wird. Festgefahrene Denkstrukturen bzw. die daraus resultierenden Verhaltensmuster der einzelnen Familienmitglieder, die (in Kombination mit den Reaktionen und dem Verhalten der anderen Familienmitglieder) wiederum innerfamiliäre Konflikte und ungünstige Dynamiken zur Folge haben, sollen hinterfragt und aufgelöst werden, sodass eine allgemein bessere und weniger störanfällige Atmosphäre innerhalb der Familie entstehen kann. Im günstigsten Falle bewirkt dies auch einen positiven Effekt in der Behandlung der Störung oder Erkrankung des Patienten, dessen psychisch-emotionaler Allgemeinzustand mit hoher Wahrscheinlichkeit von einer konstruktiven Lösung der Familienkonflikte profitieren wird.

Zumeist wird eine kognitiv-verhaltenstherapeutische Familientherapie dann in Anspruch genommen, wenn die psychischen Probleme oder die Störung/Erkrankung eines Patienten unmittelbar mit seiner Familie bzw. möglichen Konflikten oder einer problematischen Familiendynamik zusammenhängen. Insbesondere bei der Behandlung psychischer Störungen von Kindern und Jugendlichen ist es häufig unerlässlich, die Familie in die Therapie aktiv miteinzubeziehen. Hierbei steht der Gedanke im Vordergrund, dass die Familie mit ihren Systemen und Strukturen allgemein einen besonders starken Einfluss auf die seelisch-emotionale Entwicklung von Kindern haben kann. Es muss davon ausgegangen werden, dass psychische Störungen sowie auch (beginnende) Persönlichkeitsstörungen, Suchterkrankungen oder Essstörungen bei Kindern und Jugendlichen häufig auf (nicht immer offensichtlich) desolate, instabile oder zumindest stark dysfunktionale Familiensysteme zurückzuführen sind. So stammen etwa Jugendliche, die eine Essstörung oder ein krankhaftes Essverhalten entwickelt haben, überdurchschnittllich häufig aus Elternhäusern mit überzogenen Leistungsansprüchen. Jugendliche mit einer (beginnenden) Suchterkrankung haben oder hatten meist schon im Vorfeld schwerwiegende Probleme in anderen Lebensbereichen, mit denen sie sich aber von ihren Eltern bzw. ihrer Familie im Stich gelassen fühlten. Menschen mit Waschzwang wurden häufig in ihrem Elternhaus zu übertriebener Reinlichkeit erzogen; und auch die Ursprünge anderer Zwangsstörungen, Angst- und Panikerkrankungen sowie Phobien sind meist unmittelbar oder indirekt auf eine problematische oder konfliktbehaftete Erziehung durch die Eltern bzw. Familie zu finden.

Jedoch zielt die kognitiv-verhaltenstherapeutische Familientherapie nicht darauf ab, die Eltern oder andere Familienangehörige für die Probleme oder Störungen eines Kindes, Jugendlichen oder anderen Familienmitglieds verantwortlich zu machen oder ihnen Schuld zuzuweisen. Der Leitgedanke einer kognitiv-verhaltenstherapeutischen Familientherapie ist vielmehr konstruktiv und lösungsorientiert und besteht vor allem in der gemeinsamen Suche nach sinnvollen und zufriedenstellenden Veränderungen der bisherigen Familiendynamik, indem z. B. ungünstige Interaktionen (an denen meist alle Familienmitglieder beteiligt sind) als solche erkannt und systematisch umstrukturiert werden, dies jedoch weitestmöglich ohne gegenseitige Schuldzuweisungen und Vorwürfe. Jedoch nicht nur Faktoren der innerfamiliären Kommunikation können bei einem oder mehreren Familienmitgliedern innere Konflikte bis hin zu psychischen Störungen verursachen, sondern auch mehr oder weniger drastische Einschnitte und Veränderungen im vertrauten Familiensystem, wie z. B. Scheidung/Trennung der Eltern, die neue Partnerschaft eines Elternteils oder der Tod eines Familienangehörigen. Auch wenn es sich dabei meist um Veränderungen handelt, die nicht rückgängig gemacht werden können oder sollten, so kann dennoch die kognitiv-verhaltenstherapeutische Familientherapie wesentlich dazu beitragen, die Kommunikation und Interaktionen innerhalb der Familie (auch, aber nicht nur bezüglich der problematischen Veränderungen) langfristig zu verbessern sowie allgemein einen respektvollen und offenen Umgang zwischen den Familienmitgliedern zu erarbeiten.

Akzeptanz- und Commitmenttherapie

Die Akzeptanz- und Commitmenttherapie (kurz ACT, oder auch „act" als ganzes Wort gesprochen, entsprechend dem englischen Wort „act" für Handeln) als eigenständiger kognitiv-verhaltens-therapeutischer Ansatz wurde in den 1990er Jahren vom amerikanischen Psychiater Steven C. Hayes entwickelt und basiert auf dessen Bezugsrahmen-theorie *(Relational Frame Theory).*

Bei der Akzeptanz- und Commitment-Therapie handelt es sich um einen verhaltensanalytischen Therapieansatz, der die klassischen verhaltenstherapeutischen Techniken mit verschiedenen achtsamkeits- und akzeptanzbasierten Strategien sowie mit einer Reihe von Interventionen zur Werteklärung kombiniert. Die therapeutischen Ziele bestehen im systematischen Aufbau von Akzeptanz und Achtsamkeit, in der Herstellung einer sogenannten „Kognitiven Defusion" (d. h. Abstand zu den eigenen Gedanken) und dem Einnehmen einer Art Beobachterperspektive auf sich selbst sowie in einer gezielten Ausrichtung des eigenen Handelns auf selbstgewählte Werte und Lebensziele. Der Patient wird dazu angeleitet seine bisherigen dysfunktionalen Kontrollversuche aufzugeben, indem er gleichzeitig seine Bereitschaft (und Fähigkeit) erhöht, auch unangenehme Empfindungen bewusst zuzulassen. Weiterhin werden in der Akzeptanz- und Commitmenttherapie die Werte und Lebensziele des Patienten formuliert, aus denen anschließend die entsprechenden konkreten Handlungsabsichten *(commitments)* abgeleitet werden können.

Es sollen also bestimmte Verhaltensweisen und Strategien zur Vermeidung unangenehmer und unerwünschter innerer Erlebnisse abgebaut *(Acceptance)* und stattdessen neue wertebezogene und engagierte Handlungsalternativen erarbeitet werden. Hierfür soll zunächst insbesondere eine "achtsame" und möglichst wertfreie Akzeptanz der eigenen negativen Gedanken entwickelt werden, die anschließend eine "neutrale" Distanzierung und weiterhin eine Art Neuorientierung der eigenen Werteskala ("Was ist mir wichtig? Inwiefern lohnt es sich für mich, was erhoffe ich mir davon? Welche Werte habe ich, was erscheint mir wertvoll?") ermöglicht. Diese Neuorientierung kann wesentlich dazu beitragen, entsprechend konkrete und zielgerichtete Handlungsabsichten *(Commitment)* aufzubauen, die als neuer Kompass für künftige Handlungsmöglichkeiten und Verhaltensweisen dienen.

Sechs verschiedene Komponenten einer Akzeptanz- und Commitmenttherapie können demnach unterschieden werden:

- Akzeptanz
- Kognitive Defusion
- Achtsamkeit
- Beobachterperspektive
- Klären und Formulieren der eigenen Werte
- Bereitschaft/Commitment

In der Akzeptanz- und Commitmenttherapie wird davon ausgegangen, dass folgende innere Prozesse wesentlich zur Entstehung psychischer Störungen beitragen:

- Nichtvorhandene Differenzierung zwischen Sprache bzw. Denken einerseits und der Realität andererseits (kognitive Fusion = kognitive Verschmelzung)

- Konsequentes Vermeidungsverhalten gegenüber potenziellen unangenehmen Erlebnissen

- Einengung der eigenen Gedanken (z. B. in Form von unangemessenem Grübeln und durch Überbewertung gedanklicher Prozesse)

- Fehlen von Werten und wertgeschätzter Handlungen sowie mangelndes Commitment gegenüber sich selbst (innere Selbstverpflichtung)

Entsprechend den Grundideen der Kognitiven Verhaltenstherapie sollen also auch in der Akzeptanz- und Commitmenttherapie dysfunktionale Gedanken und Verhaltensmuster reflektiert und verändert werden. Im Gegensatz zu den anderen kognitiv-verhaltenstherapeutischen Verfahren wird hier jedoch weniger versucht, diese Gedanken inhaltlich zu verändern (etwa „negative" durch „positive" oder „irrationale" durch „rationale" Gedanken zu ersetzen), weil - entsprechend der Bezugsrahmentheorie nach Steven C. Hayes - derartige Versuche eher dazu führen, dass die jeweiligen Gedanken noch mehr Raum einnehmen und somit an Intensität und Frequenz weiter zunehmen. Vielmehr zielt die Akzeptanz- und Commitmenttherapie darauf ab, die Funktion der darauffolgenden kognitiven Reaktionen zu verändern, indem der Patient verschiedene Techniken erlernt, die ihm innerhalb der jeweiligen Situationen ermöglichen, seine eigenen Gedanken zwar mit einem gewissen Gleichmut (also achtsam) zu betrachten, jedoch ohne sich mit ihnen unangemessen stark zu identifizieren und ohne zwangsläufig sein Verhalten an ihnen auszurichten.

PROBLEMLÖSETRAINING

Das Problemlösetraining (oder auch Problemlösungstherapie) als Technik der Kognitiven Verhaltenstherapie wurde erstmalig im Jahre 1971 von D´Zurilla und Goldfried entwickelt und später, gegen Mitte der 1970er Jahre von Platt, Spivack und Swift wieder aufgegriffen. Zunächst diente es als Training der sozialen Wahrnehmungen für Patienten mit Schizophrenie, wurde aber immer mehr auch in anderen psychologischen und psychiatrischen Bereichen und Störungsbildern angewendet. So wurde auch in den darauffolgenden 1980er und 1990er Jahren eine ganze Reihe weiterer Trainings entwickelt, die sich jedoch in ihrer Struktur mehr oder weniger stark ähneln, wie etwa die *Integrative Problemlösungstherapie* nach Grawe, Dziewas und Wedel oder auch die *Selbstmanagement-Therapie* nach Kanfer, Reinecker und Schmelzer.

Das heutige Problemlösetraining kann als Gruppen- wie auch als Einzeltraining zum Einsatz kommen und findet als Standardinterventionstechnik in seinen unterschiedlichen Formen nicht nur innerhalb der Kognitiven Verhaltenstherapie zunehmend mehr Beachtung. So werden die verschiedenen Problemlöseverfahren als vielseitig einsetzbares psychotherapeutisches Verfahren in den unterschiedlichsten Praxisfeldern angewendet, etwa auch teilweise in der kognitiv-verhaltenstherapeutischen Behandlung von Kindern eingesetzt sowie zur emotionalen und mentalen Unterstützung bei der Expositionsbehandlung von Ängsten und Phobien (Konfrontationstherapie).

In der Allgemeinen Psychologie werden Probleme als Ausdruck unerwünschter Zustände angesehen, die im Idealfall in erwünschte Zustände umgewandelt werden sollen, wobei allerdings zunächst offen ist, wie es zu dieser angestrebten Umwandlung kommen kann und was der Patient selbst dazu beitragen muss. Dieser kann im Laufe des Trainings lernen, die aktuellen oder auch länger anhaltenden unerwünschten Zustände und deren Ursachen sowie mögliche Auswirkungen zu analysieren bzw. effektiv nach möglichen Lösungsansätzen zu suchen, mit denen die Probleme angegangen werden können.

Das Ziel des Problemlösetrainings, welches didaktisch stark strukturiert ist, besteht also in der Aneignung und im systematischen Erlernen adäquater Strategien und Handlungsmöglichkeiten zur schnelleren und effektiveren Lösung von (alltäglichen, sozialen, beruflichen, emotionalen, krankheitsbedingten etc.) Problemen. Neben der Klärung und Lösung aktueller Probleme der Patienten soll vor allem dessen Fähigkeit zum prozessualen und problemlösenden Denken gefördert werden.

Zwar sind für die erfolgreiche Durchführung eines Problemlösetrainings keine speziellen Hilfsmittel notwendig; dennoch kommen in der therapeutischen Praxis häufig Tagebücher, Mehrspaltenprotokolle und Selbstkontrollmethoden zum Einsatz, die der Patient auch in seinem Alltagsleben pflegen muss und anschließend in den Sitzungen gemeinsam mit dem Therapeuten analysiert. Mithilfe solcher schriftlichen Methoden kann der Therapeut sich ein noch besseres Bild von der Situation und der Gefühlslage des Patienten machen sowie dessen Fortschritte hinsichtlich der Therapieziele objektiver feststellen und die weiteren Therapieschritte schneller und fokussierter planen.

Ein Problemlösetraining kann üblicherweise in sieben verschiedene Schritte gegliedert werden:

1. Allgemeine Problemorientierung und Beschreibung des Problems
2. Problemanalyse
3. Zielanalyse
4. Erstellen von Alternativen (Planung möglicher Lösungen und Veränderungen)

5. Probeweise Anwendung (Ausprobieren) der gefundenen Lösung, oder Probehandeln
6. Bewertung des Probehandelns und Treffen einer Entscheidung
7. Transferplanung, Anwendung und Überprüfung dieser Entscheidung

Problemorientierung & Beschreibung des Problems

Im ersten Schritt (Problemorientierung und Problembeschreibung) werden die individuellen Problembereiche des Patienten erfragt und dabei - sofern möglich - das konkrete oder grundlegende Kernproblem als solches definiert. Die Aufgabe des Therapeuten besteht im Wesentlichen darin, ein solches Problemanalysegespräch mithilfe der richtigen Fragen und Denkanstöße zu moderieren, sodass möglichst alle wichtigen Aspekte des eigentlichen Problems zur Sprache kommen, wobei die Beschreibung und Definition des Problems in erster Linie vom Patienten selbst vorgenommen werden. Diese Techniken der Beleuchtung verschiedener Aspekte eines Problems und der Problemdefinition wendet der Patient zunächst im Rahmen der therapeutischen Sitzungen an, im

Idealfall später auch "selbständig" in seinem Alltagsleben.

Die Beschreibung des Problembereichs bzw. des Kernproblems soll sowohl Gedanken, Gefühle, Verhalten und körperliche Reaktionen des Patienten als auch dessen zwischenmenschliche Beziehungen miteinbeziehen. Zudem sollen auch die Häufigkeit und die Intensität des Problems möglichst genau erfasst werden ("Wann und wie oft tritt das Problem auf? Wie viel Raum nimmt es ein? Wie viel Zeit und Energie raubt es?"). Im besten Fall ist der Patient nach der Besprechung mit dem Therapeuten in der Lage, sein Problem in ein paar wenigen Sätzen zusammenzufassen und zu protokollieren.

Dabei können die Probleme in den verschiedensten Bereichen des Lebens angesiedelt sein wie etwa Ehe und Partnerschaft, Kinder und Familie, Verwandtschaft, Beziehung zu den eigenen Eltern oder Geschwistern, Freunde und soziales Leben, Einsamkeit, Behörden und Institutionen, gesundheitliche und körperliche Probleme, Freizeit, Beruf und Arbeitsleben, Wohnsituation, Haushaltsführung, Umgang mit Geld etc. Auch psychiatrische Probleme oder z. B. Alkoholismus und andere Suchtproblematiken können ein Thema sein.

Es erfolgt also eine ausführliche Exploration zur Identifikation und konkreten Definition des Problems; anschließend werden verschiedene Alternativen von Problemlösestrategien, Herangehensweisen und Bewältigungsmöglichkeiten gesammelt, wobei jede dieser Ideen zunächst gleichberechtigt und zulässig ist und nicht von vornherein ausgeschlossen oder abgewertet werden darf. Dabei ist der Trainingsablauf interaktiv, besteht also in einem kommunikativen Austausch zwischen Patient und Therapeut, die gemeinsam die möglichen und nötigen Schritte zur Lösung der aktuellen und allgemeinen Probleme beraten und entwickeln. Um diese interaktive Kommunikation zu gewährleisten, sollen die Lösungen nicht vom Therapeuten vorgegeben, sondern vielmehr vom Patienten selbst erarbeitet werden.

Viele Patienten zeigen zu Beginn der Therapie eine gewisse Resignation bzw. empfinden Hoffnungs- und Antriebslosigkeit bezüglich ihrer Probleme und alternativer Lösungsansätze und empfinden ein mögliches Herangehen an die Probleme von vornherein als sinnlos oder betrachten diese als unlösbar. Solche meist rein subjektiven Einstellungen erschweren die Suche nach möglichen Problemlösestrategien oder verhindern diese sogar gänzlich. Einige Patienten müssen daher immer wieder ermutigt und motiviert werden, an ihrem Problem "dranzubleiben", weiterhin an einer Lösung zu arbeiten und sich auch von möglichen Rückschlägen nicht demoralisieren zu lassen. Deshalb bieten viele Therapeuten eine detaillierte Informations- und Vorbereitungsphase an, die dem eigentlichen Training vorausgeht.

Problemanalyse

Im zweiten Therapieschritt, der Problemanalyse, werden die genauen Hintergründe, Zusammenhänge und mögliche Ursachen erfragt und dokumentiert. Dies hilft dem Patienten dabei, sein Problem noch intensiver von allen Seiten zu beleuchten und zu reflektieren und auch der Therapeut kann seinen Patienten und dessen Problem vor dem Hintergrund seiner "Lebensgeschichte" noch besser verstehen. Um das Gespräch der Problemanalyse möglichst aufschlussreich und effektiv zu gestalten, ist die Beantwortung sogenannter W-Fragen sinnvoll:

- Wie lange besteht das Problem schon?
- Wann genau ist das Problem entstanden?
- Wie und warum oder durch welche Umstände ist das Problem entstanden?

- Welche Bedingungen oder Umstände halten das Problem aufrecht? Warum bleibt das Problem (schon so lange) bestehen?
- Welche Konsequenzen und Auswirkungen hat das Problem auf das Leben oder den Alltag des Patienten? Wie stark wird die emotionale, seelische oder körperliche Gesundheit des Patienten durch das Problem beeinträchtigt?
- Welche und wieviele Versuche hat der Patient bereits unternommen, um sein Problem zu lösen? Wann hat er diese Versuche zur Lösung des Problems unternommen?
- Warum haben diese Versuche zur Problemlösung nicht funktioniert? Was ist dabei schiefgegangen?

Zielanalyse

Im dritten Schritt, der Zielanalyse, wird versucht, das Problem in verschiedene Teilprobleme zu zerlegen, für die wiederum einzelne Teilziele definiert werden können. Diese sollen für den Patienten vor allem überschaubar, zeitlich begrenzt und möglichst konkret formuliert sein, damit es für den Therapeuten und auch für den Patienten selbst gut nachvollziehbar ist, ob er bereits Fortschritte bei der Lösung des Problems gemacht hat und im besten Falle "Zwischenerfolge" zu verzeichnen sind. Um dem Patienten solche Erfolgserlebnisse zu ermöglichen, sollten die Teilziele unter realistischen Bedingungen erreichbar sein. Auch sollte bereits im Vorfeld erwogen werden, welche Auswirkungen das Erreichen der verschiedenen Teilziele auf das Leben des Patienten haben könnte. Darüber hinaus muss es für den Patienten auch akzeptabel sein bzw. es dürfe ihn nicht vollständig demoralisieren oder in seiner resignativen Haltung zusätzlich bestärken, falls er eines der Teilziele trotz seiner Bemühungen nicht erreichen kann. In der Zielanalyse werden also die Weichen für den Erfolg des weiteres Therapieverlaufs gestellt.

Erstellen von Alternativen

Im vierten Schritt, dem Erstellen von Alternativen und der Planung möglicher Lösungen und Veränderungen, werden für die verschiedenen Teilprobleme möglichst konkrete Lösungsmöglichkeiten und Herangehensweisen erarbeitet, idealerweise z. B. mithilfe von Brainstorming-Techniken, insbesondere in Gruppentherapien. In dieser Phase der Ideenfindung tragen Patient und Therapeut (bzw. alle Teilnehmer der Gruppentherapie) verschiedene Vorschläge für Lösungswege zusammen, mit denen das Teilproblem eventuell gelöst werden könnte. Wie bereits erläutert, sollen dabei alle Ideen und Lösungsvorschläge gleichwertig behandelt und nicht bewertet werden, auch wenn sie sich später als unrealistisch, undurchführbar oder problematisch erweisen. Wichtig bei einem solchen Brainstorming ist, dass sich der Therapeut bzw. alle Gruppenmitglieder wirklich in die subjektive Situation und die Gefühlslage des Patienten hineinversetzen und dabei nicht (nur) von sich selbst ausgehen und wie sie selbst mit diesem Problem umgehen bzw. darauf reagieren würden. Der Therapeut sollte sich möglichst im Hintergrund halten und nicht allzu viel zur Ideenfindung beitragen und erst recht keine "professionellen" Vorschläge zur Problemlösung anbringen, da die aktive und progressiv orientierte Mitarbeit eines der zentralen Elemente des Problemlösetrainings ist und der Patient durch zu explizit vom Therapeuten vorgegebene Lösungsstrategien dazu verleitet werden könnte, sich nur noch auf dessen Vorschläge zu verlassen, statt selbst Alternativen zu erarbeiten. Dies wäre kontraproduktiv unter dem Aspekt, dass der Patient durch das Problemlösetraining dazu ermutigt und in die Lage versetzt werden soll, später seine Probleme auch selbständig und ohne therapeutische Begleitung zu bewältigen.

Nachdem das Brainstorming und das Sammeln von Ideen zur Problemlösung abgeschlossen ist, werden die einzelnen Vorschläge anhand folgender Kriterien gefiltert:

- Durchführbarkeit ("Wie realistisch ist diese Bewältigungsstrategie? Ist sie überhaupt umsetzbar und unter welchen Bedingungen?")
- Kurzfristige Konsequenzen ("Wie wird es sich unmittelbar und in einem überschaubaren Zeitfenster auf das Leben des Patienten auswirken, wenn er die vorgeschlagene Strategie zur Lösung seines Problems tatsächlich anwendet?")
- Langfristige Konsequenzen ("Wie wird sich die Anwendung dieser Strategie langfristig auf das Leben des Patienten auswirken? Welche Folgen könnte dies haben, die zum jetzigen Zeitpunkt noch gar nicht absehbar oder einzuschätzen sind?")
- Mögliche Entstehung neuer Probleme ("Könnten neue und andere Probleme entstehen, wenn das Problem tatsächlich mit dieser Strategie gelöst wird? Lassen sich diese neuen Probleme vermeiden? Und falls nicht, wie könnte dann mit diesen neuen Problemen umgegangen werden? Wie steht

es um die Verhältnismäßigkeit? Ist diese Lösung des Problems es wert, dadurch noch weitere Probleme zu verursachen, oder sollten doch besser alternative Lösungsstrategien verfolgt werden?")

Schließlich wählt der Patient nach diesen Kriterien die Lösungsmöglichkeit aus, die ihm am meisten zusagt bzw. von der er sich am meisten verspricht. Im Idealfall also sollte die von ihm ausgewählte Lösung durchführbar und realistisch sein und keine überzogenen Erwartungen wecken. Sie sollte sich außerdem nicht negativ auf sein Leben auswirken und auch nicht die Entstehung weiterer Probleme nach sich ziehen. Wenn er sich für eine Lösungsmöglichkeit entschieden hat, sollte der Patient seine Auswahl begründen können.

Für einen umfassenden Bewertungsprozess und zur Veranschaulichung des Ideenfindungsprozesses sowie für einen besseren Überblick über die gesammelten Vorschläge kann eine schriftliche Zusammenfassung sinnvoll sein. Diese soll es dem Patienten erleichtern alle wichtigen Aspekte zu berücksichtigen, um die für ihn adäquate Problemlösung zu finden und im weiteren Therapieverlauf bzw. nach Abschluss der Therapie seine Probleme "selbständig" lösen zu können.

Probeweise Anwendung

Der fünfte Schritt besteht in der probeweisen Anwendung einer der gefundenen Problemlösungen bzw. in einer Art Probehandeln, wobei der Patient versucht die gefundene Lösungsmöglichkeit in die Realität umzusetzen. Dies kann zunächst probeweise in Form von Rollenspielen während der Therapiesitzungen stattfinden; später jedoch ist der Patient dazu angehalten, diese Umsetzung auch außerhalb der Therapie in seinem Alltagsleben zu vollziehen. Um Misserfolge oder fehlgeschlagene Umsetzungsversuche besser analysieren und daraus für weitere Versuche lernen zu können, sollten die Durchführung der Versuche und deren Folgen schriftlich dokumentiert oder z. B. auf Video aufgenommen werden.

Bewertung & Entscheidung treffen

Anhand dieser Videoaufzeichnungen oder schriftlichen Aufzeichnungen wird anschließend im sechsten Schritt, der Bewertung des Probehandelns, die Durchführung des Problemlösungsversuchs analysiert reflektiert. Dabei finden Therapeut und Patient gemeinsam heraus, welche Aspekte erfolgreich und welche weniger erfolgreich waren, was "nach Plan gelaufen ist" und was nicht, inwieweit durch diesen

Versuch bereits Fortschritte bezüglich der Lösung des Problems erreicht wurden, welche Auswirkungen diese bisherige Lösung auf das (Alltags-)Leben und das Umfeld des Patienten hatte und ob der Patient grundsätzlich zufrieden ist mit dem, was er bislang durch das Problemlösetraining erreicht hat. Eine abschließende zusammenfassende Bewertung des Problemlöseversuchs kann helfen zu klären, ob dieser weiterverfolgt werden soll oder nicht.

Transferplanung

Im siebten und letzten Schritt, der sogenannten Transferplanung, überlegen Therapeut und Patient gemeinsam, welche Aspekte der (erfolgreich) durchgeführten Lösungsmöglichkeit auch zur Lösung der anderen Teilprobleme angewendet werden können. Auch dies wird in Form einer individuellen Problemlösungstheorie ("Wie kann ich meine Probleme am besten lösen?") schriftlich dokumentiert, damit der Patient auch nach Abschluss der Therapie und bei zukünftigen Problemen eine Art Wegweiser hat, an dem er sich bezüglich erfolgversprechender und auf ihn zugeschnittener Lösungsmöglichkeiten orientieren kann.

Die Wirksamkeit und Effektivität des Problemlösetrainings als kognitiv-verhaltenstherapeutischem Verfahren wurden in zahlreichen psychologischen und psychiatrischen Studien untersucht, wobei die Probanden unterschiedlichste psychische Probleme und Störungen aufwiesen, wie z. B. Schizophrenie, Depressionen, Alkoholabhängigkeit, Agoraphobie, Ehe-, Partnerschafts- oder Familienprobleme etc.

Diese Untersuchungen zeigten auch, dass Problemlösetrainings sich besonders positiv auf die Hauptsymptome der jeweiligen Störungen sowie auf verschiedene soziale und zwischenmenschliche Aspekte und auch auf den Bereich der Persönlichkeit und der individuellen Fähigkeiten auswirken.

Das Problemlösetraining als kognitiv-verhaltenstherapeutisches Verfahren wird besonders häufig angewendet in der Familientherapie sowie zur Rückfallprophylaxe bei Patienten mit Schizophrenie und bei Patienten mit psychosomatischen Störungen; außerdem ganz allgemein, wenn der Verdacht besteht, dass die Ursachen für die jeweiligen Probleme und psychischen Störungen eines Patienten in seiner unzureichenden Problemlösekompetenz zu finden sind.

Konfrontationstherapie

Bei Angst- oder Panikstörungen sowie bei (spezifischen) Phobien wird in der Regel die sogenannte Konfrontationstherapie - eines der landläufig bekanntesten und populärsten psychotherapeutischen Verfahren aus dem Bereich der Verhaltenstherapien – angewendet.

Die meisten Angstpatienten neigen zu mehr oder weniger stark ausgeprägtem Vermeidungsverhalten und der (unbewussten) Anwendung bestimmter Vermeidungsstrategien. Es handelt sich dabei um Verhaltensweisen, die gezielt eingesetzt werden, um mit dem jeweils angstauslösenden Reiz oder Stimulus nicht konfrontiert zu werden und der jeweiligen Situation weitestmöglich aus dem Weg zu gehen bzw. sollte dies doch einmal unvermeidbar sein, schnell wieder aus der Situation zu flüchten. So wird etwa ein Zahnarztphobiker trotz starker Schmerzen und schlechter Zähne keinen Zahnarzt aufsuchen, ein Flugangstpatient wird auf Geschäftsreisen oder den Familienurlaub verzichten, ein Klaustrophobiker wird lieber viele Treppen steigen als mit dem Aufzug zu fahren und jemand mit Angst vor Hunden wird die Straßenseite wechseln, wenn ihm ein Hund entgegenkommt. Mit rationalen Argumenten oder gar statistischen Erhebungen ist der Angstpatient zu diesem Zeitpunkt in der Regel nicht mehr zu erreichen. Auch wenn er selbst "vom Kopf her" weiß, dass nur die wenigsten Hunde wirklich beißen, nur die wenigsten Flugzeuge abstürzen, nur die wenigsten Aufzüge steckenbleiben und nur eine Zahnarztbehandlung seine Zahnschmerzen beseitigen kann, so ist er dennoch nicht mehr in der Lage, seine Angst und die damit verbundenen Reaktionen zu beherrschen. Angst, Panik oder Phobien bieten keinen rationalen Zugang und unterliegen keiner objektiven Argumentation. Sich der intrapsychischen Vorgänge, die der Angststörung zugrundeliegen, bewusst zu werden, um diese so zu kontrollieren und steuern zu lernen, ist laienpsychologisch kaum möglich und bedarf einer professionellen verhaltenstherapeutischen Intervention.

Da ein Angstpatient nicht nur Angst vor dem jeweiligen Stimulus hat, sondern auch "Angst vor der Angst" und den damit einhergehenden psychischen, emotionalen und physiologischen Reaktionen, besteht für ihn der subjektive Vorteil, aber auch die Tücke von Vermeidungsstrategien darin, dass er auf diese Weise immer wieder die Erfahrung macht, dass sein Verhalten ihn zum gewünschten Erfolg führt, dass er also seiner eigenen gefürchteten Angstreaktion effektiv aus dem Weg geht.

Somit verselbständigt und automatisiert sich solch ein typisches Vermeidungsverhalten im Laufe der Zeit und mündet in einen Teufelskreis, der sich durch ständige vermeintlich "erfolgreiche" Wiederholung immer wieder aufs Neue selbst verstärkt und herbeiführt. Handelt es sich dabei um angstauslösende Stimuli und entsprechende Vermeidungsstrategien, die den Patienten vergleichsweise wenig belasten und seine Lebensqualität nicht beeinträchtigen (z. B. die Vermeidung der Begegnung mit Spinnen bei einer Spinnenphobie), so bleibt dies in der Regel unproblematisch und ist auch nicht unbedingt therapiebedürftig. Anders verhält es sich jedoch bei Angststörungen, der Neigung zu Panikattacken in bestimmten Situationen oder bei spezifischen Phobien, die das alltägliche, gesellschaftliche und/oder Berufsleben des Patienten beeinträchtigen und dessen Lebensqualität massiv einschränken. Wenn der Angstpatient seinen Alltag nicht mehr bewältigen und sich nicht mehr ungezwungen bewegen kann, der Verlust des Arbeitsplatzes droht, die Partnerschaft an der Angststörung zerbricht oder Freunde sich abwenden oder allgemein der Leidensdruck für den Patienten immer stärker wird, dann besteht bereits dringender Therapiebedarf und der Angstpatient sollte sich schnellstmöglich in eine verhaltenstherapeutische Behandlung begeben.

Im Rahmen der Konfrontationstherapie werden typische Vermeidungsstrategien als solche überführt und gezielt ausgehebelt, indem der Patient durch die häufige, wiederkehrende und auch sich steigernde Konfrontation mit der angstauslösenden Situation oder dem Stimulus lernt, mit seiner Angst umzugehen und diese bewusst zu steuern, wobei lediglich die motorischen und kognitiven Vermeidungsreaktionen verhindert werden sollen, nicht aber die weiteren, emotionalen und physiologischen Reaktionen. Dafür wird im Rahmen der sogenannten Psychoedukation vom Therapeuten - gemeinsam mit dem Patienten - zunächst ein Erklärungsmodell für die jeweilige Angstreaktion und deren spezielle Symptomatik erarbeitet. Aus diesem Modell wird dann mittels lerntheoretischer Prinzipien das sogenannte *Konfrontationsrational* abgeleitet, demzufolge entgegen der Erwartungen und Befürchtungen des Patienten die Intensität der Angst sich nicht weiter unendlich steigert, sondern vielmehr durch eine Art Gewöhnungseffekt *(Habituation)* die Angst ein gewisses Niveau erreicht und dann letztendlich absinkt. Auch und gerade wenn der angstauslösende Reiz nicht länger vermieden wird, sondern der Patient bewusst für längere Zeit in der Situation verbleibt oder sich dem Stimulus aussetzt, statt wie bisher vor ihm zu flüchten. Die Angst wird also im Idealfall wieder "verlernt", zudem werden die Bewältigungsfähigkeiten des Patienten innerhalb der angstbesetzten Situation deutlich verbessert, was diesem ein zusätzliches subjektives Erfolgserlebnis verschaffen und so auch sein Selbstbewusstsein stärken kann.

Eine erfolgreiche Konfrontationstherapie ist also ein komplexer psychologischer Prozess, der nicht einfach nur darin besteht, dass der Patient sich "seiner Angst stellen muss". Innerhalb der konfrontationstherapeutischen Verfahren werden darüber hinaus mehrere Vorgehensweisen unterschieden, etwa in welcher Art und Weise dem Patienten die angstauslösenden Stimuli präsentiert und visualisiert werden, d. h. ob der Patient sich in der Realität *(in vivo)* oder nur in seiner Vorstellung *(in sensu)* mit seiner Angst konfrontiert; auch eine virtuelle Konfrontation *(in virtuo)* ist möglich und kann zum gewünschten Erfolg führen. Generell allerdings scheint die In-vivo-Konfrontation, die also in der Realität stattfindet, effektiver und erfolgversprechender zu sein als In-sensu- oder In-virtuo-Konfrontationen. Diese können jedoch unter bestimmten Umständen eine sinnvolle Alternative zur In-vivo-Konfrontation darstellen, insbesondere wenn die realen Stimuli nicht zugänglich oder umsetzbar sind bzw. der Aufwand nicht vertretbar wäre. Zudem können Vorstellungsübungen die kognitive Annäherung und den inneren Zugang des Patienten zu seiner Angst erleichtern und darüber hinaus auch zur Einübung veränderter Reaktionen und mentaler Techniken verwendet werden. Doch auch die In-virtuo-Konfrontation bietet einige Vorteile gegenüber der In-vivo- und der In-sensu-Konfrontation. So ist die virtuelle Präsentation besonders praktikabel und oft auch die einzige Zugangsmöglichkeit zu den angstauslösenden Stimuli, wenn diese im alltäglichen Leben und auch im Rahmen der Therapie nicht ohne weiteres erreichbar sind, dafür aber gut virtuell, z. B. in einer Simulation oder anhand von Videos oder Fotos, darstellbar sind (so kann etwa ein Flugangstpatient natürlich nicht für jede seiner Therapiesitzungen einen Flug buchen, stattdessen aber kann ein fliegendes Flugzeug sehr gut virtuell, z. B. mithilfe eines Flugsimulators, dargestellt werden). Ein weiterer Vorteil der In-virtuo-Konfrontation besteht darin, dass sie auf eine hohe Akzeptanz bei einem Großteil der Angstpatienten stößt, da es diesen leichter fällt, sich innerhalb des geschützten Therapieraums und nur virtuell dem angstauslösenden Stimulus auszusetzen als in der Realität. So kann auch der Therapeut das Konfrontationsszenario optimal planen und kontrollieren und außerdem im individuell nötigen und gewünschten Tempo steigern, ohne äußere Faktoren oder Unwägbarkeiten berücksichtigen zu müssen.

Weiterhin wird unterschieden zwischen der *graduierten* und der *massierten* Konfrontation. Letztere wird auch als *Reizüberflutung* oder *Flooding* bezeichnet und vor allem zur Behandlung von Panikattacken, Agoraphobien, sozialen Phobien oder Tierphobien angewendet. Die massierte Konfrontation ermöglicht in vielen Fällen relativ schnelle Erfolgserlebnisse, da der Patient schon nach einer vergleichsweise kurzen, aber dafür sehr intensiven Vorbereitungszeit mit dem angstauslösenden Stimulus oder der Situation konfrontiert wird. Bei dieser Konfrontation wird der Reiz gleich in einer besonders starken Variante und Intensität bzw. die Situation in der für den Patienten schwierigsten Form präsentiert, d. h. der Patient steigert nicht sukzessive seine Toleranzschwelle, sondern "springt sofort ins kalte Wasser". Der Vorteil dieser massierten Konfrontation besteht darin, dass der Patient aufgrund der schnellen, dafür aber sehr intensiven und zielorientierten Vorgehensweise kaum die Möglichkeit hat, vorher noch einen "Rückzieher zu machen" und die Therapie abzubrechen. Aufgrund dessen gilt diese Therapieform als besonders effektiv und zeigt schnelle Erfolge.

Die graduierte Konfrontation wird primär zur Behandlung von Zwangsstörungen und Posttraumatischen Belastungsstörungen angewendet sowie bei

Phobien, die nicht mit Panikattacken verbunden sind. Bei dieser Therapieform wird der Patient langsam und schrittweise, aber in einer sich stetig steigernden Häufigkeit und Intensität mit dem angstauslösenden Reiz konfrontiert. Dementsprechend lange - meist zwischen sechs Wochen und sechs Monaten - dauert es, bis ein ausreichender Therapieerfolg für den Patienten sichtbar und spürbar wird und er wieder ins Leben ohne therapeutische Begleitung entlassen werden kann. Der Vorteil einer graduierten Konfrontation besteht jedoch darin, dass der Patient nicht überfordert wird, sondern sich langsam daran gewöhnen und darauf vorbereiten kann angstauslösende Situationen zu bewältigen. Zudem ist die graduierte Konfrontation besonders gut geeignet für Menschen, die sehr stressempfindlich und erschöpft sind und mit schwierigen Situationen schnell überfordert sind.

Die Konfrontationstherapie ist also sehr vielseitig und facettenreich, sowohl bezüglich ihrer möglichen Anwendungsgebiete als auch ihrer Verfahrensweisen und Therapieformen. Darüber hinaus gilt sie als sehr effektiv und wirksam: So haben Studien gezeigt, dass Konfrontationstherapien bei etwa 75 Prozent der Patienten mit Agoraphobie zum gewünschten Erfolg führen, ebenso wie bei 80 Prozent der Patienten mit sozialer Phobie. Die besten Erfolgschancen haben Konfrontationstherapien bei spezifischen Phobien wie z. B. Klaustrophobie, Flugangst oder Tierphobien; bei etwa 80 bis 95 Prozent aller Patienten mit einer spezifischen Phobie führt eine Konfrontationstherapie zu einer deutlichen Verbesserung bis hin zu einer vollständigen Überwindung der Angststörung.

Gar nicht oder nur bedingt geeignet ist die Konfrontationstherapie für Menschen, die an Depressionen, Psychosen, Herzerkrankungen oder Epilepsie leiden. Auch zur Behandlung von Patienten, die Psychopharmaka einnehmen oder gerade auf Drogen-, Tabletten- oder Alkoholentzug sind, sollte die Konfrontationstherapie nicht eingesetzt werden.

Kritik an der Kognitiven Verhaltenstherapie

An der Kognitiven Verhaltenstherapie wird - auch und vor allem in der internationalen psychologischen/psychotherapeutischen Fachwelt – durchaus teilweise massive Kritik geübt und Skepsis bezüglich ihrer theoretischen Grundlagen, Verfahren und Behandlungsmethoden sowie ihrer tatsächlichen Effektivität und Wirksamkeit geäußert.

Der wohl bekannteste und einflussreichste dieser Kritiker ist der britische Kognitionswissenschaftler John D. Teasdale, der als Mitbegründer der "Achtsamkeitsbasierten Kognitiven Therapie" sowie im angloamerikanischen Raum als einer der führenden Vertreter der Kognitiven Psychotherapie gilt. Sein wissenschaftliches Interesse galt vor allem der Erforschung von Depressionen und ihren Ursachen.

Sein Einwand richtet sich insbesondere gegen die Annahmen des Psychotherapeuten Aaron T. Beck, demzufolge kognitive Störungen eine (chronische) Depression verursachen können. Teasdale ist der gegenteiligen Ansicht, nämlich dass umgekehrt Depressionen eine kognitive Störung auslösen können. Weiterhin kritisiert er bezüglich der kognitiv-verhaltenstherapeutischen Behandlung von Patienten mit Depressionen, dass diese Therapieform sich zu einseitig auf kognitive Aspekte beschränke und somit nicht das gesamte Spektrum einer schweren Depression berücksichtigen könne. Dies würde der Vielschichtigkeit und Komplexität dieser Erkrankung nicht gerecht werden und demnach auch nicht ausreichen, um deren zugrundeliegende Muster zu durchbrechen.

Zudem wird von verschiedenen Seiten kritisiert, dass Patienten trotz ihres (neugewonnenen) Reflektionsvermögens bzw. des Verständnisses und der Einsicht rationaler Argumente dennoch keine wesentliche Besserung ihrer Situation und ihres emotionalen/seelischen Zustands verzeichnen konnten. Generell wird immer wieder Kritik an der Kognitiven Verhaltenstherapie laut, derzufolge diese auf einer Reduzierung der Psychologie auf eine bloße "Laborwissenschaft" beruhe. Vielmehr sei es sinnlos oder unmöglich die komplexen Zusammenhänge und Prozesse der menschlichen Psyche sowie die daraus resultierenden Symptome (z. B. bei psychischen Störungen/Erkrankungen) in eine Art sterile Laborsituation zu übertragen oder entsprechend mit ihnen umzugehen.

Trotz dieser (sicher berechtigten) Kritikpunkte hat sich die Kognitive Verhaltenstherapie als eine der effektivsten und auch langfristig wirksamsten Therapieformen bewährt. Sie bietet - auch aufgrund ihres großen Spektrums an verschiedenen Techniken und Methoden - für fast jeden Menschen etwas, der von sich selbst meint, eine psychotherapeutische Behandlung zu benötigen. Diese Techniken und Methoden sind nicht nur jeweils sehr vielseitig anwendbar, sondern können außerdem miteinander kombiniert, unterschiedlich gewichtet und auf jeden Patienten individuell zugeschnitten werden. Entsprechend individuell sind auch die konkreten Therapieziele und Behandlungspläne, die jeweils zu Beginn einer jeden kognitiv-verhaltenstherapeutischen Intervention von Patient und Therapeut gemeinsam erarbeitet werden.

So kann sich der Patient darauf verlassen, von der Kognitiven Verhaltenstherapie immer dort abgeholt zu werden, wo er in diesem Moment steht.

Ihnen hat dieses Buch gefallen oder Sie haben konstruktive Kritik? Dann verfassen Sie gerne eine ehrliche Rezension auf Amazon!

Folgende Bücher empfehle ich Ihnen als weitere Lektüre über dieses Buch hinaus:

Perfektionismus überwinden

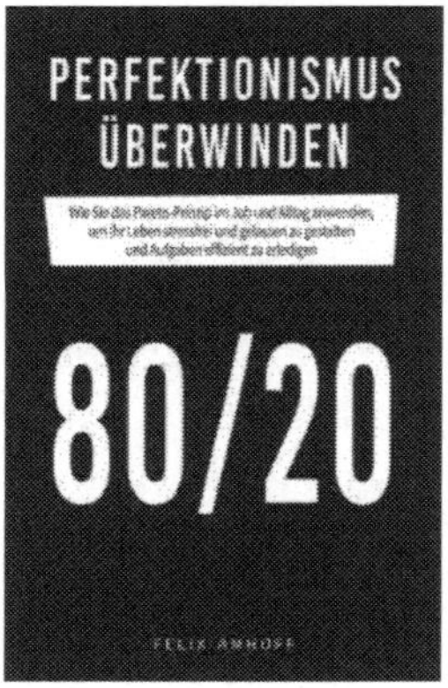

Resilienz trainieren

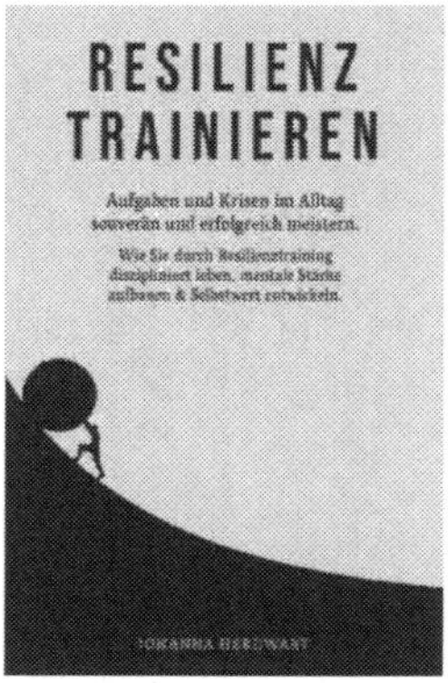

Grübeln stoppen & innere Ruhe finden

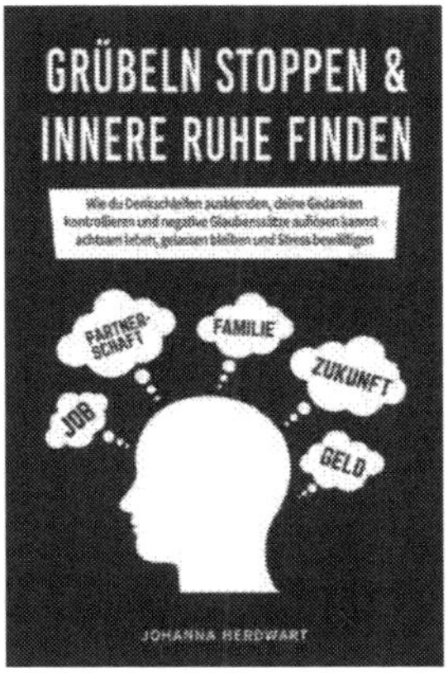

Haftungsausschluss

Der Inhalt dieses Buches wurde mit großer Sorgfalt geprüft und erstellt. Für die Vollständigkeit, Richtigkeit und Aktualität der Inhalte kann jedoch keine Garantie oder Gewähr übernommen werden. Es wird keine juristische Verantwortung oder Haftung für Schäden übernommen, die aus der Anwendung der in diesem Buch gemachten Vorschläge resultieren. Der Inhalt sollte nicht mit medizinischer Hilfe verwechselt werden: Die in diesem Buch enthaltenen Hinweise stellen keinen Ersatz für kompetenten medizinischen Rat dar. Es kann auch keine Garantie für Erfolg übernommen werden.

Impressum

Martin Dörnhaus
Edelweißstraße 21
82110 Germering
m.doernhaus@gmx.de

Printed in Germany
by Amazon Distribution
GmbH, Leipzig

26833079R00084